T. Fengler (Hrsg.)

Fachbuch Aufbereitung von Medizinprodukten

Thomas Fengler (Hrsg.)

Fachbuch Aufbereitung von Medizinprodukten

Unter Mitarbeit von: Bruno Amann, Schweinfurt; Lutz Jatzwauk, Dresden; Helga Sager, Buenos Aires, Argentinien

Basiert auf Texten aus:
Amann, Fengler: Aufbereitung von Medizinprodukten im Tätigkeitsfeld der AEMP/ZSVA in Müller (Hrsg.): Operationstechnische Assistenz, Lehrbuch für die OTA-Ausbildung, 1. A.

ELSEVIER

Elsevier GmbH, Bernhard-Wicki-Str. 5, 80636 München, Deutschland
Wir freuen uns über Ihr Feedback und Ihre Anregungen an kundendienst@elsevier.com

ISBN 978-3-437-25243-3 eISBN 978-3-437-06455-5

1. Auflage 2025

Wichtiger Hinweis Die medizinischen Wissenschaften unterliegen einem sehr schnellen Wissenszuwachs. Der stetige Wandel von Methoden, Wirkstoffen und Erkenntnissen ist allen an diesem Werk Beteiligten bewusst. Sowohl der Verlag als auch die Autorinnen und Autoren und alle, die an der Entstehung dieses Werkes beteiligt waren, haben große Sorgfalt darauf verwandt, dass die Angaben zu Methoden, Anweisungen, Produkten, Anwendungen oder Konzepten dem aktuellen Wissensstand zum Zeitpunkt der Fertigstellung des Werkes entsprechen.
Der Verlag kann jedoch keine Gewähr für Angaben zu Dosierung und Applikationsformen übernehmen. Es sollte stets eine unabhängige und sorgfältige Überprüfung von Diagnosen und Arzneimitteldosierungen sowie möglicher Kontraindikationen erfolgen. Jede Dosierung oder Applikation liegt in der Verantwortung der Anwenderin oder des Anwenders. Die Elsevier GmbH, die Autorinnen und Autoren und alle, die an der Entstehung des Werkes mitgewirkt haben, können keinerlei Haftung in Bezug auf jegliche Verletzung und/oder Schäden an Personen oder Eigentum, im Rahmen von Produkthaftung, Fahrlässigkeit oder anderweitig übernehmen.

Für die Vollständigkeit und Auswahl der aufgeführten Medikamente übernimmt der Verlag keine Gewähr.
Geschützte Warennamen (Warenzeichen) werden in der Regel besonders kenntlich gemacht (®). Aus dem Fehlen eines solchen Hinweises kann jedoch nicht automatisch geschlossen werden, dass es sich um einen freien Warennamen handelt.

Bibliografische Information der Deutschen Nationalbibliothek
Die Deutsche Nationalbibliothek verzeichnet diese Publikation in der Deutschen Nationalbibliografie; detaillierte bibliografische Daten sind im Internet über https://www.dnb.de abrufbar.

25 26 27 28 29 5 4 3 2 1

In ihren Veröffentlichungen verfolgt die Elsevier GmbH das Ziel, genderneutrale Formulierungen für Personengruppen zu verwenden. Um jedoch den Textfluss nicht zu stören sowie die gestalterische Freiheit nicht einzuschränken, wurden bisweilen Kompromisse eingegangen. Selbstverständlich sind **immer alle Geschlechter** gemeint.

Planung: Martina Lauster, München
Projektmanagement: Martina Gärtner, München
Redaktion: Susanne C. Bogner, Dachau
Bildrechteklärung: Andrea Loitfelder, München
Satz: STRAIVE, Puducherry/Indien;
Druck und Bindung: Drukarnia Dimograf Sp. z o. o., Bielsko-Biała/Polen;
Umschlaggestaltung: SpieszDesign, Neu-Ulm
Titelfotografie: Bruno Amann, Schweinfurt

Aktuelle Informationen finden Sie im Internet unter **www.elsevier.de**

Vorwort

Die Aufbereitung von Medizinprodukten geschieht zum Infektionsschutz des nächsten Patienten. Weiterhin geht es um sichere Funktion und die Verhinderung von Schäden beim Einsatz wiederverwendbarer Medizinprodukte.

Sorgfalt, auf der Basis aktuellen Wissens, Disziplin und Gewissenhaftigkeit sind die Voraussetzungen des täglichen Arbeitens, das vom Team zu verantworten ist.

Dieses Buch soll ein Wegweiser sein für die Beantwortung der folgenden Fragen: Was ist wichtig? Was ist richtig? Was ist nichtig?

Während meiner ärztlichen Tätigkeit im chirurgischen Umfeld kristallisierten sich für mich wesentliche Gesichtspunkte heraus – an der Nahtstelle zwischen Medizin und Technik, zunächst als Ingenieur der Werkstoffwissenschaften, später dann auch als approbierter Arzt.

Der Diagnostiker, mehr noch der Operateur, nimmt technische Hilfsmittel „in die Hand"[1], für die medizinische Arbeit des Erkennens (Blutdruckgerät, Ultraschallsonden, Endoskope) und des Therapierens (Skalpell, Fasszange, Nadel, Faden). Als Arzt verlasse ich mich auf die Zuverlässigkeit dieser Medizinprodukte – Produkte für medizinisches Handeln: sinnvolles Design und Werkstoffe, deren Verbund, Verwendungsfertigkeit, Gebrauchstauglichkeit und Hygiene, das sind erwartbare Leistungen funktioneller Medizinprodukte.

Meine persönliche berufliche Entwicklung führte mich immer wieder auf derartige technische Aufgabenfelder, Zahnmedizin und Implantate, Laser, Perinataldiagnostik, minimal-invasive Operationstechniken. Spätestens hier ging es nicht mehr um Machbarkeit und Funktionalität, sondern es tauchte die Frage auf, wie man derartige kanülenartige Instrumente überhaupt für den nächsten chirurgischen Eingriff reinigen kann. Denn sie waren zunächst nicht zerlegbar.

Damals sprach man zumeist nur von der bioziden Desinfektionsmaßnahme, die labortechnisch mit einer vorgegebenen Menge von Prüfmikroorganismen begutachtet wurde. Dabei wurde die klinisch variable, schwer fassbare vorausgehende hydromechanische Reinigung nicht untersucht. Voraussetzung für eine wirksame Desinfektion ist allerdings eine gründliche Reinigung, wenn man so will, ein wesentlicher Teil der gesamten Desinfektionsmaßnahme überhaupt aufgrund der tatsächlichen Verringerung potenziell infektiöser Rückstände.

Je geringer der biologische Rückstand von den vorigen Patienten ist, desto leichter vollzieht sich die (flüchtige) Desinfektion (unverpackter) und Sterilisation (lagerungsfähig verpackter) Medizinprodukte.

Anfang der 1990er-Jahre begann ich, die Aufbereitung zu beobachten, zu beschreiben, grafisch darzustellen. Auf Basis gesammelter Daten aus einer Klinik mit hoher Operationsfrequenz von minimal-invasiven Gallenentfernungen (KH Moabit Berlin, bis zu 1 000 laparoskopische Cholezystektomien pro Jahr) entstand eine Doktorarbeit. Die daraus erwachsenden Fragestellungen hinsichtlich erfassbarer Parameter für Medizinprodukte und die betreffenden Prozesse brachten mich mit den verschiedensten Fachleuten aus Klinik und Industrie zusammen.

Auf der Basis dieser Erfahrungen begründeten ich 1999 zusammen mit meinem Freund Helmut Pahlke (1949–2010) als

[1] Lt. Wikipedia: Chirurgie (über lateinisch chirurgia von altgriechisch χειρουργία cheirurgía „Arbeiten mit der Hand, Handarbeit, Handwerk, Handwirkung")

„Chirurgie-Instrumenten-Arbeitsgruppe (CLEANICAL) Berlin" 1999 das „Internationale FORUM Medizinprodukte & Prozesse" mit 37 Schriftenbänden in Deutsch, Englisch, Spanisch, Französisch, Portugiesisch. Es erwies sich über 20 Jahre für Hersteller und Anwender, auch für Überwachungsbehörden, als wichtige Quelle des Erfahrungsaustauschs und der Meinungsbildung. Auf der Internetseite www.cleanical.de sind alle FORUM-Bände der Jahre 1999–2020 kostenlos verfügbar zum Herunterladen.

Wissen und Meinung sind dynamisch. Das Internet bietet Einzelheiten, die Hersteller technische Informationen. Fachgremien formulieren auf dieser Basis Empfehlungen und Leitlinien, entwickeln Normen. Der Staat setzt einen Rahmen vermittels Gesetzgebung und Verordnungen. Der Aufbereiter besitzt in Kenntnis dieser Verpflichtungen und Informationen die Verantwortung für seine Entscheidungen und für die korrekte Durchführung in der täglichen Aufbereitung.

Wichtiges von weniger Wichtigem zu unterscheiden, dabei kann dieses Buch helfen. Konkrete Entscheidungen müssen in der täglichen Produktion korrekt aufbereiteter Medizinprodukte verantwortet werden. Nicht immer sind die Grundlagen klar definiert oder definierbar. Was ist plausibel? Was ist unverzichtbar? Wichtiges und Richtiges erkennen, das Nichtige verwerfen: So betrachtet wird dieses Buch als Kladde für die Kitteltasche von vier Autoren mit verschiedenen Blickwinkeln gestaltet. Gern treten wir mit Ihnen in Kontakt!

Elsterheide, im Januar 2025
Dr. med. Dipl.-Ing. Thomas Fengler

Autoren

Bruno Amann
Hygiene-Verantwortlicher und langjähriger Leiter der ZSVA der Leopoldina, Fachkrankenhaus Schweinfurt
bruno.amann@gmx.de

Dr. med. Dipl.-Ing. Thomas W. Fengler (Herausgeber)
Klinische Forschung mit und an Medizinprodukten, Schriftführer der Internationalen Chirurgie-Instrumenten-Arbeitsgruppe (CLEANICAL) Berlin
fengler@cleanical.de

Herausgeber der Schriftenreihe FORUM
https://www.cleanical.de/forum-cleanical.html

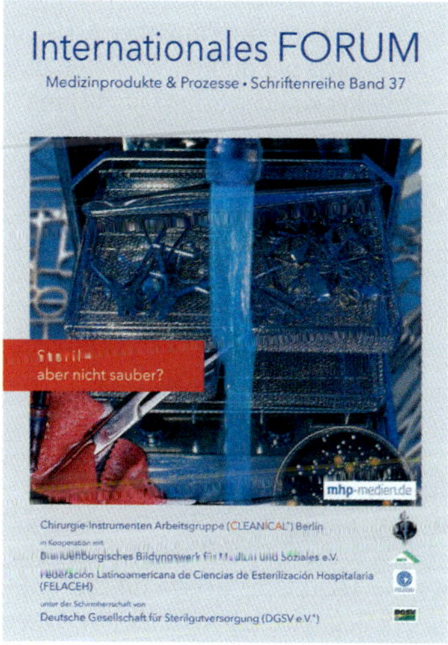

Professor Dr. Lutz Jatzwauk
Krankenhaushygiene, Universitätsklinikum Carl Gustav Carus an der Technischen Universität Dresden
jatzwauk@t-online.de

Helga Sager
Präsidentin Fudesa Argentinien, langjährige Leitung der Aufbereitung Instituto Favaloro, Buenos Aires
helga.sager.1@gmail.com

Abkürzungen

AA	Arbeitsanweisung
AEMP	Aufbereitungseinheit für Medizinprodukte
AG	Aktiengesellschaft
AKI	Arbeitskreis Instrumentenaufbereitung
AOZ	Ambulantes Operationszentrum
ArbMedVV	Arbeitsmedizinische Versorgungvorschrift
AWT	Automatischer Warentransport
BD-	Bowie-Dick-
BfArM	Bundesinstitut für Arzneimittel und Medizinprodukte
BioStoffV	Biostoffverordnung, Verordnung über Sicherheit und Gesundheitsschutz bei Tätigkeiten mit Biologischen Arbeitsstoffen
BQ	Betriebsqualifikation
BSE	bovine spongiforme Enzephalopathie
CAPA	Corrective and Preventive Actions
CJK	Creutzfeld-Jakob-Krankheit
DEGEA	Deutsche Gesellschaft für Endoskopiefachberufe
DGKH	Deutsche Gesellschaft für Krankenhaushygiene
DGSV	Deutsche Gesellschaft für Sterilgutversorgung
DIN	Deutsches Institut für Normung
EO	Ethylenoxid
FA	Formaldehyd
G-BA	Gemeinsamer Bundesausschuss
GmbH	Gesellschaft mit beschränkter Haftung
H_2O_2	Wasserstoffperoxid
IQ	Installationsqualifikation
ISO	International Organization for Standardization
KRINKO	Kommission für Krankenhaushygiene und Infektionsprävention
KSA	Kollektive Schutzausrüstung
LQ	Leistungsqualifikation
MAK	Maximale Arbeitsplatzkonzentration
max.	maximal
MDR	Medical Device Regulation
MIC	minimalinvasive Chirurgie
MPAMIV	Medizinprodukte-Anwendermelde- und Informationsverordnung, Verordnung über die Meldung von mutmaßlichen schwerwiegenden Vorkommnissen bei Medizinprodukten sowie zum Informationsaustausch der zuständigen Behörden
MPBetreibV	Medizinprodukte-Betreiberverordnung
MPDG	Medizinprodukterecht-Durchführungsgesetz
MPG	Medizinproduktegesetz
MTK	Medizintechnische Kontrolle
MVZ	Medizinisches Versorgungszentrum
NTDF	Niedertemperatur-Dampf-Formaldehyd
OP	Operation
OTA	Operationstechnischer Assistent
ppm	Parts per million
PSA	Persönliche Schutzausrüstung
QM	Qualitätsmanagement
RDG	Reinigungs-Desinfektionsgerät
RDG-E	Reinigungs- und Desinfektionsgerät für Endoskope
RKI	Robert Koch-Institut
SAA	Standardarbeitsanweisung
SAL	Sterilisationssicherheitsniveau. Sterility Assurance Level
SBS	Sterilbarrieresystem
SGB	Sozialgesetzbuch
SOP	Standard Operation Procedure
STE/StE?	Sterilguteinheit
STK	Sicherheitstechnische Kontrolle
TRBA	Technische Regeln für Biologische Arbeitsstoffe
UDI	Unique Device Identification
US	Ultraschall
VA	Verfahrensanweisung
VAH	Verbund für angewandte Hygiene e. V.
VE-Wasser	Voll entsalztes Wasser
ZSVA	Zentrale Sterilgutversorgungsabteilung

Glossar

Aufbereitung Verfahren, das mit einem gebrauchten Produkt durchgeführt wird, um seine sichere Wiederverwendung zu ermöglichen. Dazu gehören Reinigung, Desinfektion, Sterilisation und damit zusammenhängende Verfahren sowie Prüfung und Wiederherstellung der technischen und funktionalen Sicherheit des gebrauchten Produkts (https://health.ec.europa.eu/medical-devices-topics-interest/reprocessing-medical-devices_de).

Charge Definierte Menge von Stoffen oder eine Anzahl von Medizinprodukten, einschließlich Endprodukt und Zubehör, der/die in einem Verfahren oder in einer Reihe von zusammenhängenden Verfahren verarbeitet wird (lt. EN 1042).

Desinfektion Hygienemaßnahme, die dazu dient, Krankheitserreger abzutöten bzw. zu inaktivieren und dadurch ihre Anzahl auf oder in einem Objekt bzw. auf einer biologischen Oberfläche deutlich zu reduzieren.

Europäisches Arzneibuch 11. Ausgabe, Grundwerk 2023, 1., 4 Bände inklusive Registerheft im Schuber. 2023 Deutscher Apothekenverlag 1 CX, 6490 Seiten.

Instrument Aus dem Lat. Instrumentum = Gerät, Urkunde. Gerät für medizinische Untersuchungen und Therapien.

Medizinprodukt Produkte mit medizinischer Zweckbestimmung, die vom Hersteller für die Anwendung beim Menschen bestimmt sind.

- Unkritisch: Medizinprodukte, die lediglich mit intakter Haut in Berührung kommen.
- Semikritisch: Medizinprodukte, die mit Schleimhaut oder krankhaft veränderter Haut in Berührung kommen.
- Kritisch: Medizinprodukte, die bestimmungsgemäß die Haut oder Schleimhaut durchdringen und dabei in Kontakt mit Blut bzw. an inneren Geweben oder Organen zur Anwendung kommen, einschließlich Wunden. Medizinprodukte zur Anwendung von Blut, Blutprodukten oder anderen sterilen Arzneimitteln.

Reinigung Entfernung von (meist sichtbarem) Schmutz.

Steamer Heißdampf-Reinigungsgerät.

Sterilität Ein von vermehrungsfähigen Mikroorganismen freier Zustand.

Sterilisation Verfahren bei der die Anzahl lebender Mikroorganismen auf $\leq 10^{-6}$ pro Einheit des Sterilisierguts reduziert wird.

Tyvek Geschützte Markenbezeichnung für einen Vliesstoff aus Polyethylen hoher Dichte (OE-HD). Es besteht aus fibrillierten, eng miteinander zu Netzwerken verbundenen Feinstfilamenten im Durchmesserbereich von 0,5-10 Mikrometern. Durch spezielle Verfestigungsverfahren (Kalandern) bzw. Gravurwalzen entstehen folienartige Packpapiere von der Rolle, z.B. als Sterilbarrieresystem (SDS) mit verschiedenen Flächenmassen. Daraus resultiert eine definierte Durchlässigkeit für Luft und Feuchtigkeit bei hoher Chemikalienbeständigkeit (siehe Produkthandbuch).

Validierung Dokumentierter Nachweis, der aussagt, dass ein Prozess oder ein System funktioniert und das Endprodukt die vorher festgelegten Anforderungen erfüllt.

Abbildungsnachweis

Der Verweis auf die jeweilige Abbildungsquelle befindet sich bei allen Abbildungen im Werk am Ende des Legendentextes in eckigen Klammern.

L138	Martha Kosthorst, Borken
P1291	Bruno Amann, Schweinfurt
V796	Deutsche Gesellschaft für Sterilgutversorgung

Fehler gefunden?

https://else4.de/978-3-437-25243-3

An unsere Inhalte haben wir sehr hohe Ansprüche. Trotz aller Sorgfalt kann es jedoch passieren, dass sich ein Fehler einschleicht oder fachlich-inhaltliche Aktualisierungen notwendig geworden sind.

Sobald ein relevanter Fehler entdeckt wird, stellen wir eine Korrektur zur Verfügung. Mit diesem QR-Code gelingt der schnelle Zugriff.

Wir sind dankbar für jeden Hinweis, der uns hilft, dieses Werk zu verbessern. Bitte richten Sie Ihre Anregungen, Lob und Kritik an folgende E-Mail-Adresse: kundendienst@elsevier.com.

Inhaltsverzeichnis

KAPITEL

1 Regelwerk

1.1 Grundsätzliches, Definitionen, Verantwortung, Umfeld

Medizinprodukte bzw. Instrumente sind nach einer OP mit Körpergewebe und Körperflüssigkeit kontaminiert. Kontaminanten können auch Krankheitserreger sein, ohne dass dies immer bekannt ist. Unabhängig davon, ob der Infektionsstatus des Patienten bekannt ist oder nicht, werden alle aufbereitbaren Medizinprodukte so behandelt und aufbereitet, als seien sie mit infektiösen Anschmutzungen belastet und konnten eine Infektion auslösen. Die Aufbereitung von Medizinprodukten beinhaltet die bewährten Verfahren der Reinigung, Desinfektion und Sterilisation innerhalb der bekannten Grenzen. Die gesetzlichen und normativen Vorgaben dienen dem Schutz von Patienten, Anwendern und Dritten.

Um die Qualität dieser Prozesse nachvollziehbar gewährleisten zu können, besteht die Notwendigkeit, dies innerhalb eines Qualitätsmanagementsystems (QM-System) durchzuführen und nachzuweisen. Eine Zertifizierung des QM einer AEMP ist derzeit in Deutschland nicht zwingend erforderlich, aber das Sozialgesetzbuch SGB V fordert für das Gesundheitswesen fortlaufende qualitätssichernde Maßnahmen. Die Verpflichtung für ein QM-System als Leistungsnachweis ergibt sich aus dem Sozialgesetzbuch SGB V § 135 Abs. 1–3 ff. für alle Gesundheitseinrichtungen. Die DGSV e. V. empfiehlt für die AEMP als wesentlichen Teil der Gesundheitseinrichtung die Zertifizierung des QM. Mit der Aufbereitung von Medizinprodukten ist eine große Verantwortung verbunden, der jeder einzelne AEMP-Mitarbeiter gerecht werden muss. Alle Anwender von Medizinprodukten sollten sich der Verantwortung beim sachgerechten Umgang mit den Medizinprodukten bewusstwerden, da dies unmittelbar Auswirkungen auf den Erfolg der Aufbereitung und die Gesundheit der mit diesen Medizinprodukten behandelten Patienten, aber auch der Mitarbeiter und Dritter hat. Nicht unterschätzt werden sollte der Werterhalt der Medizinprodukte (Nachhaltigkeit).

MERKE

Gesetze und Verordnungen sind immer in der aktuellen Version zu befolgen. Normen, Leitlinien und Empfehlungen sind zu beachten. Beim wörtlichen Zitieren ist folglich die diesbezügliche Version mit Datum zu benennen.

1.2 Regulatorische Bedingungen für die Aufbereitung

Der Umgang mit Medizinprodukten ist innerhalb der EU reguliert und gilt in allen Ländern der Europäischen Union. In Deutschland wird er durch das Medizinprodukte-Durchführungsgesetz geregelt. Zusammen mit anderen Verordnungen (zur Unfallverhütung, technische Regeln, Biostoffe) gestaltet die Medizinprodukte-Betreiberverordnung (MPBetreibV) die täglichen Anwendungs- und Aufbereitungsbedingungen von Medizinprodukten (zuletzt aktualisiert 04.2021). Verschiedene Organisationen und Interessengruppen aus Wirtschaft, Wissenschaft und Technik sowie Fachgesellschaften, Vereine und Verbände treffen sich in Ausschüssen, um anhand der Regularien Empfehlungen und Normen für die Praxis zu formulieren.

MERKE

Am 20.2.2025 ist die neue MPBetreibV in Kraft getreten. Alle Bestimmungen sind in der aktuellen Version zu befolgen bzw. zu beachten.

Der Fachverband für die Aufbereitung von Medizinprodukten ist die Deutsche Gesellschaft für Sterilgutversorgung (DGSV e. V.). In den Fachausschüssen Qualität, Hygiene, Bau und Technik, Berufsbild sowie Bildung gibt dieser Verein praktische Hilfestellung (seit 1996). Als einzige Fachgesellschaft ist die DGSV e. V. für die Qualifizierung von AEMP-Mitarbeitern, medizinischen Fachangestellten in Praxen, Krankenpflegepersonal etc. zuständig. Es werden alle zertifizierten Qualifizierungen zur Sach- und Fachkunde ausschließlich von dieser Fachgesellschaft legitimiert. Ein wichtiges Satzungsziel wurde mit der Schaffung eines neuen Berufs zur „Fachkraft für Medizinprodukteaufbereitung“ (FMA) seit 2016 verwirklicht.

1.3 Europäische Verordnungen

Das Europäische Parlament hat 2017 die neue Medizinprodukteverordnung (Medical Device Regulation, MDR; EU 2017) verabschiedet. Diese Verordnung betraf v. a. Medizinprodukte-Hersteller, die die umfangreichen Änderungen innerhalb der Übergangszeit umsetzen müssen. Die Richtlinien der EU mit den Jahreszahlen (19)90/385/EWG (aktive implantierbare Medizinprodukte), 93/42/EWG (sonstige Medizinprodukte) und 98/79/EWG (In-vitro-Diagnostika) wurden durch die MDR ersetzt. Nationale Gesetzgebung wie das Medizinproduktegesetz mussten – soweit erforderlich – angepasst werden. Diese Verordnung soll z. B. die Rückverfolgung der Lieferkette bestimmter Medizinprodukte zum Anwender bzw. Kunden durch den Hersteller oder Behörden vereinfachen. So kann ein schneller effizienter Rückruf ermöglicht werden, falls von einem bestimmten Medizinprodukt ein Risiko ausgeht oder bestehen könnte. Die Verordnung fordert u. a. die schrittweise Einführung einer einmaligen eindeutigen Produktnummer pro Medizinprodukt durch sog. Unique Device Identifikation (UDI), wodurch die Rückverfolgbarkeit des jeweiligen Medizinprodukts ermöglicht werden soll. Die konkrete technische Umsetzung bleibt abzuwarten. Neben strengerer Überwachung und Prüfungen vor und nach dem Inverkehrbringen von Medizinprodukten sollen gemeinsame Spezifikationen innerhalb der EU zur Vereinfachung bei Veröffentlichungen durch die EU-Kommission oder ihrer Expertengruppen führen.

1.4 Nationale Gesetze und Verordnungen (Regelwerk)

Das **Medizinproduktegesetz** (MPG) wurde am 26.5.2021 durch das **Medizinprodukterecht-Durchführungsgesetz** (MPDG) für alle Medizinprodukte im Anwendungsbereich der Verordnung (EU) 2017/745 abgelöst. Auf den 61 Seiten des MPDG wird viel aus der 333 Seiten starken europäischen MDR übernommen (z. B. Art und Durchführung klinischer Studien zur Tauglichkeit der Medizinprodukte, Fälschungssicherheit, Aufgaben des Medizinprodukteberaters, Einweisung in Medizinprodukte, Betreiberfunktion, Meldesystem). Der klinische Anwender hat damit wenig zu tun, da die gesetzlichen Anforderungen weitgehend den Inverkehrbringer betreffen, dabei aber auch die Aufgaben des Betreibers beschrieben werden. In dem Kapitel zur Aufbereitung geht es vordringlich um die klinischen Aufgaben des Medizinproduktedienstleisters wie die Aufbereitung und Instandhaltung und deren erfolgreiche Durchführung in der täglichen Routine.

DEFINITION

Bei der „Aufbereitung" handelt es sich um ein Verfahren, das mit einem gebrauchten Medizinprodukt durchgeführt wird, um seine sichere Wiederverwendung zu ermöglichen. Dazu gehören Reinigung, Desinfektion, Sterilisation und damit zusammenhängende Verfahren sowie Prüfung und Wiederherstellung der technischen und funktionalen Sicherheit des gebrauchten Medizinprodukts (https://health.ec.europa.eu/medical-devices-topics-interest/reprocessing-medical-devices_de)

§ 8 (siehe Kasten „Definition") definiert die Anforderungen an die Aufbereitung. Die Aufbereitung besteht demnach nicht nur aus Reinigung, Desinfektion und Sterilisation von Medizinprodukten. Vielmehr muss auch die technisch-funktionelle Sicherheit geprüft und ggf. wiederhergestellt werden. Nach der Aufbereitung müssen die Medizinprodukte hinsichtlich ihrer Materialeigenschaften, Funktionen (z. B. Schneiden, Bohren, Kautern, Messen, Sehen durch eine Optik) den gleichen Merkmalen wie Maß, Form, Funktion und Sicherheit eines Neuprodukts genügen.

DEFINITION

MPBetreibV Aufbereitung von Medizinprodukten

§ 8

(1) Die Aufbereitung von bestimmungsgemäß keimarm oder steril zur Anwendung kommenden Medizinprodukten ist **unter Berücksichtigung der Angaben des Herstellers mit geeigneten validierten Verfahren** so durchzuführen, dass der **Erfolg dieser Verfahren nachvollziehbar gewährleistet ist** und die Sicherheit und Gesundheit von Patienten, Anwendern oder Dritten nicht gefährdet wird. Dies gilt auch für Medizinprodukte, die vor der erstmaligen Anwendung desinfiziert oder sterilisiert werden.

(2) Eine **ordnungsgemäße Aufbereitung** wird laut Medizinprodukte-Betreiberverordnung (§ 8 Abs. 2) vermutet, wenn die gemeinsame Empfehlung der Kommission für Krankenhaushygiene und Infektionsprävention am Robert Koch-Institut und des Bundesinstitutes für Arzneimittel und Medizinprodukte zu den „Anforderungen an die Hygiene bei der Aufbereitung von Medizinprodukten" (KRINKO 2012) beachtet wird.

Wenn nach diesen gesetzestechnischen Vorgaben Medizinprodukte aufbereitet wurden, kann von der Vermutung ausgegangen werden, dass eine ordnungsgemäße Aufbereitung unterstellt werden kann. Diese Vermutungsregel gilt, solange diese nicht widerlegt wurde. Wer also nicht nach den gesetzestechnischen Vorgaben aufbereitet, muss die sachgerechte Aufbereitung bei einer gerichtlichen Auseinandersetzung nachweisen und seine Methoden als mindestens äquivalent gutachterlich bestätigen können (Beweislastumkehr).

1.5 KRINKO 2001/2012/2014

Am Robert Koch-Institut (RKI) wurde 2001 gemäß § 23 (1) des Infektionsschutzgesetzes eine Kommission für Infektionsprävention (KRINKO) in medizinischen Einrichtungen und in Einrichtungen und Unternehmen der Pflege und Eingliederungshilfe gebildet. Die Kommission erstellt Empfehlungen zur Prävention nosokomialer und weiterer Infektionen sowie zu betrieblich-organisatorischen und baulich-funktionellen Maßnahmen der Hygiene in Krankenhäusern, anderen medizinischen Einrichtungen sowie Einrichtungen und Unternehmen der Pflege und Eingliederungshilfe. Die Empfehlungen der Kommission werden unter Berücksichtigung aktueller infektionsepidemiologischer Auswertungen stetig weiterentwickelt und vom RKI veröffentlicht. Die Mitglieder der Kommission werden vom Bundesministerium für Gesundheit im Benehmen mit den obersten Bundesgesundheitsbehörden unter Berücksichtigung des gesamten Aufgabenspektrums berufen. Vertreter des Bundesministeriums für Gesundheit, der obersten Landesgesundheitsbehörden und des RKI nehmen mit beratender Stimme an den Sitzungen teil.

Die aktuell geltenden Empfehlungen der KRINKO und des BfArM zur Aufbereitung von Medizinprodukten wurden 2012 veröffentlicht (Bundesgesundheitsbl 2012; 55:1244–1310, DOI 10.1007/s00103-012-1548-6 © Springer-Verlag 2012) und sind unter https://www.rki.de/DE/Content/Infekt/Krankenhaushygiene/Aufb_MedProd/Aufb_MedProd_node.html im Internet zugänglich. **Diese KRINKO-Empfehlung dient allen Beteiligten zur Information bei der Aufbereitung von Medizinprodukten und als Wegweiser für die Organisation und Erstellung eines Qualitätsmanagements, das die Voraussetzung für eine nachweisliche wie sachgerechte Aufbereitung ist.**

Das Bundesinstitut für Arzneimittel und Medizinprodukte (BfArM) ist gemäß MPDG die zuständige Behörde für die Meldung und Bewertung von schwerwiegenden unerwünschten Ereignissen beim Gebrauch von Medizinprodukten. Ein Formblatt für die Meldung von Vorkommnissen durch Betreiber und Anwender sowie Patienten oder deren Angehörige nach den §§ 3 und 4 der Medizinprodukte-Anwendermelde- und Informationsverordnung (MPAMIV), das auch Mängel bei der Aufbereitung betreffen kann, ist im Internet unter https://www2.bfarm.de/medprod/mpsv/ verfügbar.

Die Anlage 8 der Empfehlung wurde 2024 aktualisiert: https://www.rki.de - Infektionsschutz - Aufbereitung thermolabiler Endoskope Anlage 8 der KRINKO-BfArM-Empfehlung zur Aufbereitung von Medizinprodukten aktualisiert (1.10.2024).

1.6 Relevante Normen, Leitlinien, Empfehlungen

DIN-, EN- oder ISO-Normen sind keine gesetzlichen Vorschriften. Jedoch kann bei der Befolgung der jeweiligen Normen von der Erfüllung der „anerkannten Regeln der Technik" gesprochen werden. In den Empfehlungen der KRINKO wird neben Hinweisen zu Gesetzen, Verordnungen, Richtlinien auch auf Normen verwiesen. In den „Anforderungen an die Hygiene bei der Aufbereitung von Medizinprodukten" finden sich die Hinweise zu den Normen ab Seite 1258 im Anhang B. Die für die hygienische Aufbereitungspraxis besonders bedeutsamen Normen werden hier hervorgehoben.

Normen werden in Normenausschüssen erstellt und legen technisch-funktionelle Merkmale und Mindestansprüche fest (Ziel: Standards und Standardisierung).

ISO-Normen (engl. International Organization for Standardization) sind internationale Normen, die dabei helfen, die Qualität und die Sicherheit von Waren und Dienstleistungen zu harmonisieren und damit ihren Austausch zwischen Ländern und Unternehmen zu vereinfachen (z. B. DIN EN ISO 17664).

EN-Normen werden von europäischen Normungsorganisationen erarbeitet (z. B. CEN). CEN-Mitglieder (z. B. DIN) müssen Europäische Normen unverändert in nationales Normenwerk übernehmen (z. B. DIN EN 285) und entgegenstehende nationale Normen zurückziehen.

DIN-Normen werden von Arbeitsgruppen des Deutschen Instituts für Normung (DIN) erarbeitet und sind ausschließlich in Deutschland gültig (z. B. DIN 58953-9).

Die Spezifizierung **DIN EN ISO** (z. B. DIN EN ISO 17665) bedeutet, dass eine international anerkannte ISO-Norm auch in der EU und in Deutschland anerkannt und übernommen wurde.

MERKE

ISO-Normen können übernommen werden, EN-Normen müssen von EU-Mitgliedstaaten national übernommen werden.

Auswahl der für die Aufbereitung von Medizinprodukten wichtigsten Normen:

DIN EN ISO 17664 Aufbereitung von Medizinprodukten für die Gesundheitsfürsorge: vom Medizinprodukthersteller bereitzustellende Informationen für die Aufbereitung von Medizinprodukten ISO 17664:2017 (Teil 1 für kritische und semikritische, Teil 2 für unkritische Medizinprodukte). Hersteller von Medizinprodukten sind danach verpflichtet, normkonforme Aufbereitungsanweisungen zu erstellen und mit dem Medizinprodukt mitzuliefern. Die Berücksichtigung der Herstellerangaben soll den Aufbereiter in die Lage versetzen, mit validierten Verfahren den zur sicheren Anwendung erforderlichen Zustand des Medizinprodukts (wieder-)herzustellen.

DIN EN ISO 17665-1 (Sterilisation von Produkten für die Gesundheitsfürsorge - Feuchte Hitze - Teil 1: Anforderungen an die Entwicklung, Validierung und Lenkung der Anwendung eines Sterilisationsverfahrens für Medizinprodukte) sowie DIN EN ISO 17665-2 (Sterilisation von Produkten für die Gesundheitsfürsorge - Feuchte Hitze . Teil 2: Leitfaden für die Anwendung von ISO 17655-1 ([SO/TS 17665-2:2009]): Deutsche Fassung CEN ISO/TS 17665-2:2009.

DIN EN ISO 11135 Sterilisation mit Ethylenoxid (Niedertemperaturverfahren für thermolabile Medizinprodukte).

DIN EN ISO 14180 Sterilisation mit Formaldehyd (Niedertemperaturverfahren für thermolabile Medizinprodukte).

DIN EN ISO 13485:2016-08 Medizinprodukte – Qualitätsmanagementsysteme – Anforderungen für regulatorische Zwecke (Zertifizierung), Anpassung und Zusammenhang mit ISO 9001:2016.

DIN EN ISO 14937:2010-03 Sterilisation von Produkten für die Gesundheitsfürsorge - Allgemeine Anforderungen an die Charakterisierung eines sterilisierenden Agens und an die Entwicklung, Validierung und Lenkung der Anwendung eines Sterilisationsverfahrens für Medizinprodukte (ISO14937:2009): Deutsche Fassung EN ISO 14937:2009 beschreibt dies für bisher nicht normativ geregelte Sterilisationsverfahren.

DIN EN ISO 14971 Medizinprodukte – Anwendung des Risikomanagements auf Medizinprodukte.

DIN EN 556-1 Sterilisation von Medizinprodukten – Anforderungen an Medizinprodukte, die als „STERIL" gekennzeichnet werden. Teil 1: Anforderungen an Medizinprodukte, die in der Endpackung sterilisiert wurden. In dieser Norm wird der in Europa für Sterilisationsverfahren von Medizinprodukten gültige Sicherheitslevel (SAL) von $\leq 10^{-6}$ definiert, der die Wahrscheinlichkeit beschreibt, mit der ein Medizinprodukt nach Sterilisationsverfahren noch mikrobiell kontaminiert ist.

DIN 58953 Sterilisation – Sterilgutversorgung (Teil 1: Begriffe; Teil 8: Logistik von sterilen Medizinprodukten; Teil 7: Anwendungstechniken von Weichverpackungen Vlies, Papier, Folie; Teil 9: Sterilisierbehälter).

Die **Biostoffverordnung (BioStoffV)** – Verordnung über Sicherheit und Gesundheitsschutz bei Tätigkeiten mit Biologischen Arbeitsstoffen unterteilt (Mikro-)Organismen in 4 Risikogruppen:

- **Risikogruppe 1:** Biostoffe, bei denen es unwahrscheinlich ist, dass sie beim Menschen eine Krankheit hervorrufen.
- **Risikogruppe 2:** Biostoffe, die eine Krankheit beim Menschen hervorrufen können und eine Gefahr für Beschäftigte darstellen könnten. Eine Verbreitung in der Bevölkerung ist unwahrscheinlich; eine wirksame Vorbeugung oder Behandlung ist normalerweise möglich.
- **Risikogruppe 3:** Biostoffe, die eine schwere Krankheit beim Menschen hervorrufen und eine ernste Gefahr für Beschäftigte darstellen können. Die Gefahr einer Verbreitung in der Bevölkerung kann bestehen, doch ist normalerweise eine wirksame Vorbeugung oder Behandlung möglich.

- **Risikogruppe 4:** Biostoffe, die eine schwere Krankheit beim Menschen hervorrufen und eine ernste Gefahr für Beschäftigte darstellen. Die Gefahr einer Verbreitung in der Bevölkerung ist unter Umständen groß, normalerweise ist eine wirksame Vorbeugung oder Behandlung nicht möglich.

Bei Tätigkeiten im unreinen Arbeitsbereich einer AEMP, der manuellen Reinigung und Desinfektion von Medizinprodukten oder bereits vorher im OP-Saal wird von Kontakt mit Erregern der Risikogruppen 2 oder 3 ausgegangen. Bei Beachten der Vorschriften der persönlichen Hygiene. z. B. Schutzkleidung und Händedesinfektion, ausreichender Impfschutz, kann das Risiko beim Umgang mit Biostoffen auf ein vertretbares Maß gesenkt werden.

Der Arbeitgeber hat nach § 14 Abs. 1 BioStoffV schriftliche Betriebsanweisungen zu erstellen und diese zu aktualisieren. Die Betriebsanweisung ist arbeitsbereichs-, tätigkeits- und stoffbezogen auf der Grundlage der Gefährdungsbeurteilung und der festgelegten Schutzmaßnahmen zu erstellen. Beschäftigte müssen anhand der Betriebsanweisung unterwiesen werden. Dies gilt auch für Praktikanten und Mitarbeiter von Fremdfirmen. Die Betriebsanweisung ist in verständlicher Form und Sprache abzufassen und durchzuführen. Zusammen mit dem Hygieneplan sollte sie deutlich sichtbar, z. B. im unreinen Bereich der AEMP, ausgehängt oder ausgelegt sein.

Die **TRBA 250** „Biologische Arbeitsstoffe im Gesundheitswesen und in der Wohlfahrtspflege" konkretisiert im Rahmen ihres Anwendungsbereichs die Anforderungen der Biostoffverordnung. Vor Beginn der Tätigkeiten mit Biostoffen hat der Arbeitgeber gemäß § 4 BioStoffV eine Gefährdungsbeurteilung zu dokumentieren, die auch nichtinfektiöse (z. B. chemische, physikalische und psychische) Risiken berücksichtigt. Hinsichtlich des Infektionsrisikos geht man bei der Aufbereitung von Medizinprodukten (Pkt. 5.4.) von ungezielten Tätigkeiten mit Erregern der Risikogruppen (2 oder 3*) aus. Die typischen Tätigkeiten wie Annahme und Desinfektion kontaminierter Instrumente in der AEMP werden der Schutzstufe 2 zugeordnet. Die Zuordnung zu Schutzstufe 2 erfordert z. B.

- Ausstattung der geeigneten Räumlichkeiten, Desinfektionsmittel und beständige Oberflächenbeschaffenheit.
- Der Zugang zu den Arbeitsbereichen ist auf das notwendige (Fach-)Personal beschränkt. Separate Toiletten für Personal sind notwendig.
- Maschinelle Aufbereitungsverfahren sind bevorzugt einzusetzen. Die eingesetzten manuellen Vorreinigungsverfahren sollen so erfolgen, dass die Bildung von Aerosolen minimiert wird.
- Maßnahmen zur Verhütung von Nadelstichverletzungen und zum Umgang mit diesen Gefahren müssen sowohl durch technische wie auch durch organisatorische Maßnahmen vorgenommen werden. Hierbei spielt das persönliche Verhalten eine entscheidende Rolle. Der Arbeitgeber hat sich der Aufgabe zu stellen und muss für ausreichend und ausgebildetes sowie geeignetes Personal Sorge tragen, um Stich- und Schnittverletzungen, z. B. durch Fehlbedienung wegen Überlastung, zu vermeiden.
- Ebenso hat der Arbeitgeber nach § 8 Abs. 4 Nr. 4 BioStoffV zusätzlich „persönliche Schutzausrüstung" (PSA), einschließlich Schutzkleidung, in ausreichender Stückzahl zur Verfügung zu stellen, wenn andere organisatorische, bauliche, technische Maßnahmen nicht ausreichen.
- Ein Desinfektions- und Reinigungsplan sowie ein Hautschutzplan sind nachzuweisen.

- Eine schriftlich bestätigte Unterweisung/Belehrung zu biologischen Infektionsgefahren anhand der Biostoffverordnung, weiteren Gefahren und hygienischen sowie sicherheitstechnischen Verhaltensweisen ist zu Beginn des Arbeitsverhältnisses und regelmäßig, z. B. jährlich, zu wiederholen.
- Betriebsärztliche Betreuung und Beratung, z. B. über Impfangebote, ergänzen die vorbeugenden Maßnahmen. Der Umfang dieser ärztlichen Betreuung ist in der Verordnung zur Arbeitsmedizinischen Versorgungvorschrift (ArbMedVV) definiert.

Neben den biologischen gibt es weitere Umweltgefahren, die in weiteren Verordnungen und Gesetzen geregelt werden: Der Umgang mit Chemikalien ist im Chemikaliengesetz beschrieben. Die Gefahrstoffverordnung regelt den Umgang mit weiteren chemischen und physikalischen Gefahren. Neben hochentzündlichen und ätzenden Stoffen sind weitere Gefahren wie krebserregende Substanzen und der sachgerechte Umgang damit in der Gefahrenstoffverordnung aufgeführt. Die Strahlenschutzverordnung muss im OP-Saal beachtet werden und spielt für die AEMP kaum eine Rolle. Der Umgang mit Abfällen wird im Abfallgesetz detailliert beschrieben.

MERKE

- Gefahrenpiktogramme (z. B. auf Behältern für Reinigungs- bzw. Desinfektionsmitteln) weisen auf chemische oder physikalische Gefährdungen hin und sind in die Gefährdungsbeurteilung einzubeziehen.
- Kontaminationen durch Radiopharmaka und Zytostatika sind problematische Gefahrenstoffe, die im Zusammenhang mit der AEMP von der Instrumentenaufbereitung auszuschließen sind.

KAPITEL

2 Risikobewertung und Einstufung von Medizinprodukten

2.1 Einstufung, Angaben des Herstellers

Die Risikobewertung von Medizinprodukten bildet die Grundlage für die späteren Aufbereitungsverfahren. Verantwortlich für die korrekte Risikoeinstufung der Medizinprodukte, die Festlegung der Art und die Durchführung der Aufbereitung ist der Betreiber. Im Krankenhaus ist der Betreiber der Träger (Land, Stadt, Kommune, GmbH, AG), vertreten durch die Geschäftsführung. Die Geschäftsführung beauftragt das Fachpersonal aus Hygiene, Medizin, Medizin- und Haustechnik. Zusammen mit dem anwendenden Arzt und der Leitung der AEMP/ZSVA wird eine Risikobeurteilung für die Aufbereitung anhand der Möglichkeiten regelkonform festgelegt. Die Möglichkeiten und Grenzen der Aufbereitung von Medizinprodukten ergeben sich aus der personellen, räumlichen, apparativen Ausstattung und Leistungsfähigkeit einer AEMP/ZSVA. Die Herstellerinformationen entsprechend DIN EN ISO 17664 sind dabei stets zu berücksichtigen. Die Einstufung der Medizinprodukte in Risikostufen basiert auf dem Infektionsrisiko, das beim Einsatz des aufbereiteten Medizinprodukts am Patienten entstehen kann. (➤ Abb. 2.1 ➤ Abb. 2.2). Der amerikanische Arzt E.H. Spaulding veröffentlichte 1960 ein später nach ihm benanntes Klassifizierungssystem. Er definierte darin Entscheidungskriterien, welche Instrumente vor dem Einsatz am Patienten desinfiziert bzw. sterilisiert werden sollten. Sog. kritische Instrumente waren demnach solche, die „normalerweise sterile

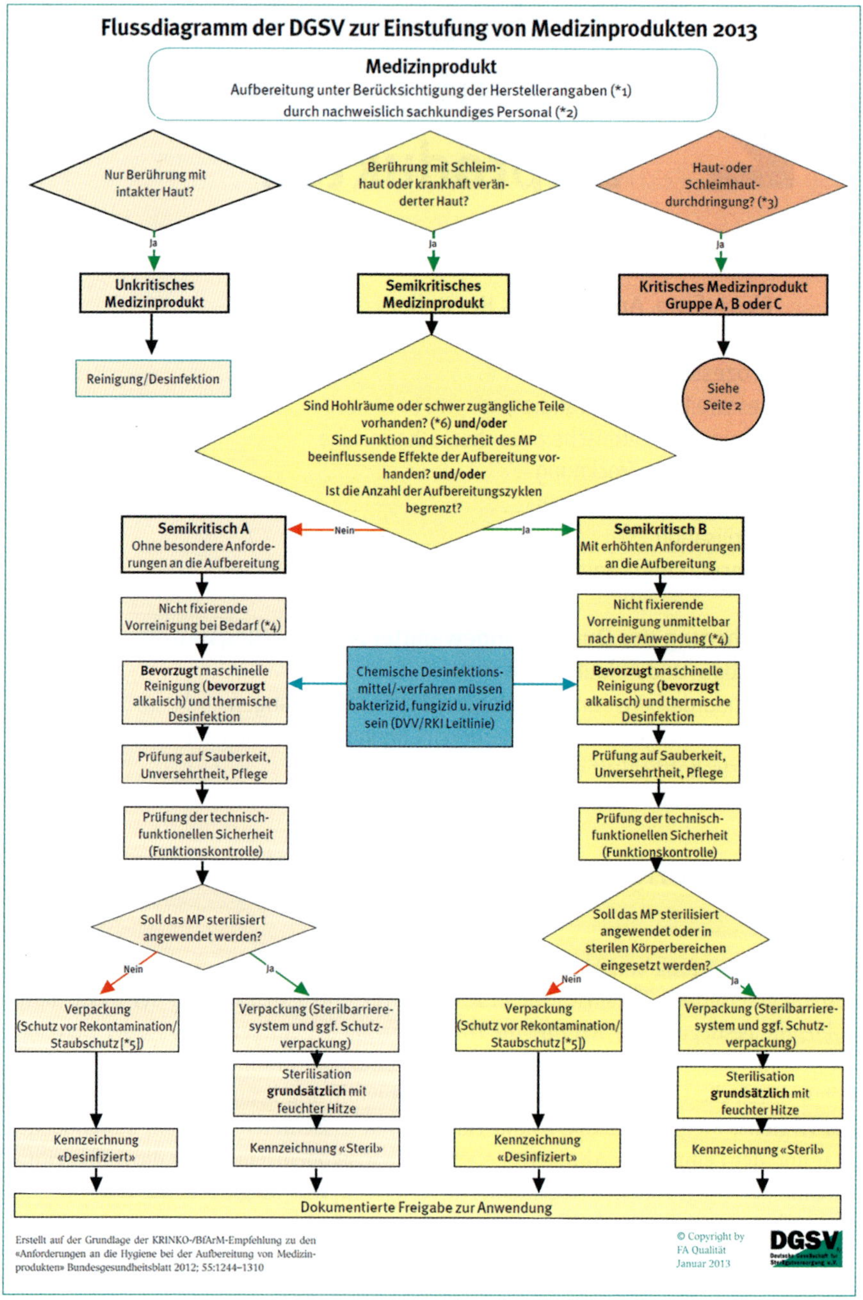

Abb. 2.1 Flussdiagramm der DGSV e.V. zur Einstufung von Medizinprodukten [V796]

Gewebe kontaktieren, in das Gefäßsystem eingegeben werden oder durch die Blut fließt". Durch die KRINKO (2012) wurde das Prinzip der Spaulding-Klassifikation optimiert und dem aktuellen Wissen angepasst (➤ Tab. 2.1).

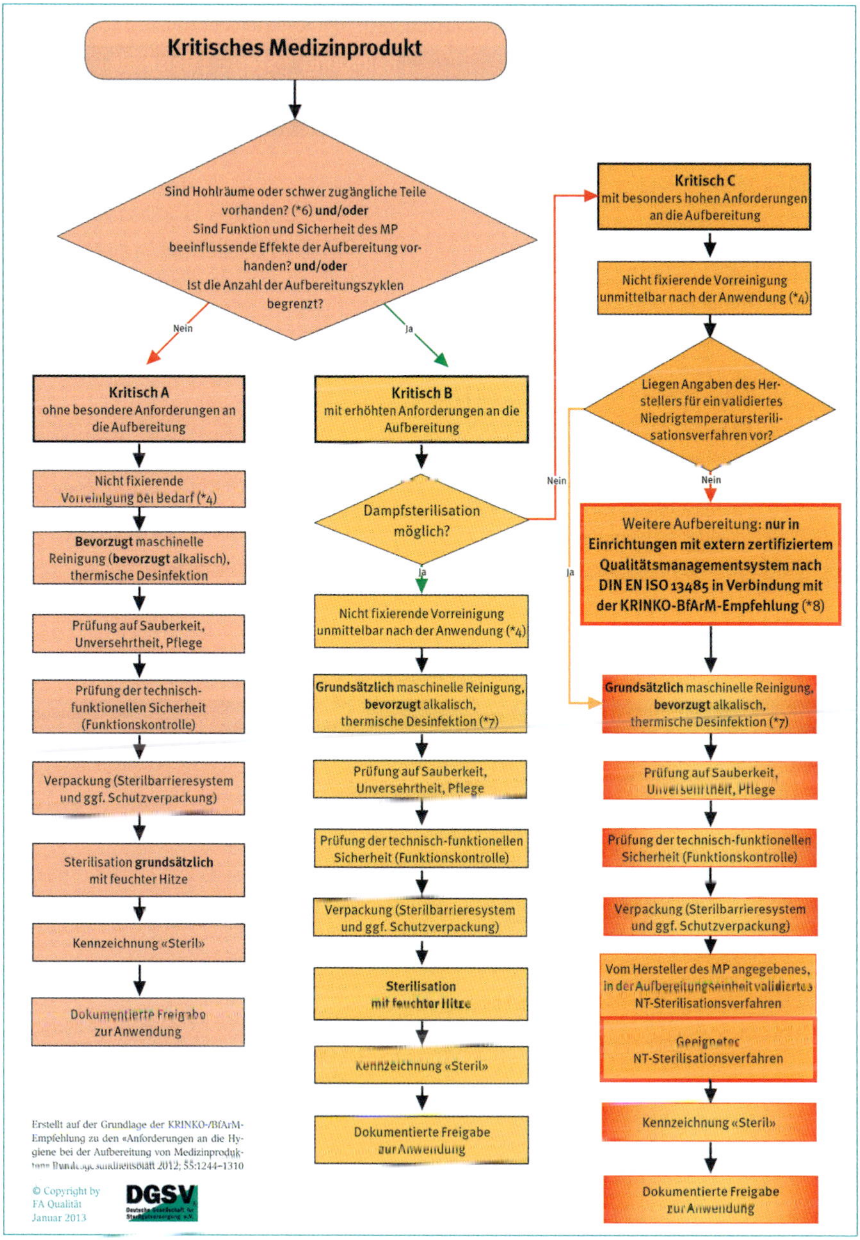

Abb. 2.2 Kritisches Medizinprodukt [V796]

Eine weitere Unterteilung in semikritisch A und B (➤ Tab. 2.2) verdeutlicht den Aufbereitungs(mehr)aufwand zwischen einteiligen Medizinprodukten mit einsehbarer Oberfläche (A ohne besonderen Aufwand) und mehrteiligen Medizinprodukten (B erhöhter Aufwand) mit Kanälen, verdeckten Flächen z. B. durch Gelenke (Beatmungsschläuche, Laryngoskopspatel, flexible Endoskope).

2

Tab. 2.1 Risikoeinstufung von Medizinprodukten nach den Kriterien der KRINKO (2012)

Einstufung	Definition	Reinigung und Desinfektion	Sterilisation	Beispiele
Unkritisch	Medizinprodukte, die lediglich mit intakter Haut in Berührung kommen	X		EKG-Elektroden, Stethoskop, Blutdruckmanschette
Semikritisch	Medizinprodukte, die mit Schleimhaut oder krankhaft veränderter Haut in Berührung kommen	X	(X)	Spekulum, Mundspiegel, Laryngoskopspatel, Gastroskop
Kritisch	Medizinprodukte, die bestimmungsgemäß die Haut oder Schleimhaut durchdringen und dabei in Kontakt mit Blut bzw. an inneren Geweben oder Organen zur Anwendung kommen, einschließlich Wunden. Medizinprodukte zur Anwendung von Blut, Blutprodukten oder anderen sterilen Arzneimitteln	X	X	Wundhaken, MIC-Trokar, Herzkatheter

X = obligatorisch; (X) = fakultativ

Tab. 2.2 Unterscheidung in semikritisch und kritisch, A, B, C

Einstufung	Subklassifikation	Beispiele
Semikritisch A	Medizinprodukt • Gut zu reinigen • Mit einsehbarer Oberfläche	Mundspiegel (nicht zerlegbar)
Semikritisch B	Medizinprodukt • Schwierig zu reinigen • Mit Kanälen, Gelenken • Nicht einsehbare Oberflächen	Spekulum Laryngoskopspatel Gastroskop Mundspiegel (zerlegbar) Turbine Zahnmedizin
Kritisch A	Medizinprodukt • Gut zu reinigen • Mit einsehbarer Oberfläche	OP-Instrumente mit glatter und vollständig einsehbarer Oberfläche, z. B. Wundhaken, Spekula, Nierenschale
Kritisch B	Medizinprodukt • Schwierig zu reinigen • Mit Kanälen, Gelenken • Nicht einsehbare Oberflächen	Gelenkinstrumente wie Klemmen und Scheren, MIC-Trokar
Kritisch C	Wie kritisch B **und** thermolabil (keine Dampfsterilisation möglich)	Flexible Endoskope und Zubehör mit intraoperativem Einsatz Thermolabile Medizinprodukte

MERKE

Es ist durchaus möglich, dass identische Medizinprodukte beim Anwender für unterschiedliche Prozeduren am Patienten benutzt und daher unterschiedlich kategorisiert werden.

Beispiel: Eine Pinzette, mit der ein Kieferchirurg einen Tupfer im Rahmen einer orientierenden Voruntersuchung in der Mundhöhle platziert, wird als semi-kritisch A klassifiziert. Eine identische Pinzette, die vom Kieferchirurgen intraoperativ zur Platzierung von Wundkompressen benutzt wird, wird als „kritisch A" klassifiziert und erfährt bei der Aufbereitung eine abschließende Sterilisation, wird also aus einer Sterilverpackung entnommen.

Eine ganze Reihe von Gesetzen, Verordnungen, Richtlinien und Normen verpflichtet den Hersteller von wiederverwendbaren Medizinprodukten, Angaben für die Inverkehrbringung zu machen. Dies schließt ein, dass der Hersteller Angaben zur Aufbereitung einschließlich Reinigung, Desinfektion, Spülung und Trocknung, ggf. Verpackung und Sterilisation, zum Transport sowie zur sachgerechten Lagerung zur Verfügung stellen muss. Der Hersteller muss valide Angaben zu Instandsetzung, Wartung, Pflege sowie über Risiken im Zusammenhang mit der Aufbereitung machen, falls dies erforderlich ist.

Die Herstellerangaben müssen plausibel, vollständig und in einer für die Aufbereitung und Anwendung erforderlichen verständlichen Sprache erstellt worden sein. Ungeeignete oder unvollständige Herstellerangaben stellen ein Risiko nicht nur bei der Aufbereitung dar. In diesem Fall kann es sich um ein Vorkommnis handeln, und der Betreiber muss prüfen, ob eine Meldung an das BfArM verpflichtend erfolgen muss. In diesen Fällen darf das jeweilige Medizinprodukt allerdings nicht mehr am Patienten eingesetzt werden.

Gemäß DIN EN ISO 17664 (Aufbereitung von Medizinprodukten für die Gesundheitsfürsorge - Vom Medizinprodukt-Hersteller bereitzustellende Informationen für die Aufbereitung von Medizinprodukten - Teil 1: Kritische und semikritische Medizinprodukte [ISO 17664-1:2021]; Deutsche Fassung EN ISO 17664-1:2021) müssen für semikritische und kritische Medizinprodukte folgende detaillierte Angaben in den Aufbereitungsanweisungen der Hersteller enthalten sein:

- Erstbehandlung am Gebrauchsort
- Vorbereitung vor der Reinigung
- Reinigung
- Desinfektion
- Trocknung
- Kontrolle und Wartung
- Verpackung
- Sterilisation (ggf.)
- Lagerung
- Transport

Hierzu zählen auch mehrfach aufbereitete, aber nur einmalig eingesetzte (z. B. Implantatschrauben) und (zählbar) mehrfach einsetzbare (z. B. kodierte Effektoren/Manipulatoren in der Roboterchirurgie) Medizinprodukte.

Die DIN EN ISO 17664 gilt nicht für

- Einweginstrumente, da hier der Hersteller keine erneute Anwendung (und damit Aufbereitung) vorgesehen hat und dies daher im Rahmen der Inverkehrbringung nicht prüfen lassen muss
- OP-Mäntel und -abdeckungen
- Unkritische Medizinprodukte (geregelt in Teil 2)

2.2 Prozessschritte

2.2.1 Beschreibung und Validierung

Am 29. Juni 1998 wurde die Betreiberverordnung für Medizinprodukte in Deutschland geltendes Recht. Dort wurde erstmals gefordert, „die Aufbereitung von bestimmungsgemäß keimarm oder steril zur Anwendung kommenden Medizinprodukten mit geeigneten validierten Verfahren durchzuführen".

Dadurch soll eine möglichst hohe Patienten- und Anwendersicherheit erzielt werden. Um den Beweis (Evidenz) für die geforderte Qualität bei der Aufbereitung von Medizinprodukten erbringen zu können, müssen alle wichtigen Prozesse und Prozessschritte vor dem erstmaligen Einsatz der Verfahren (Installations-, Operations- und Leistungsqualifikation) und in regelmäßigen Abständen (erneute Leistungsqualifikation) überprüft werden. Die dokumentierte stichprobenartige Leistungsüberprüfung mit exaktem Nachweis der (zuvor unabhängig definierten und beschriebenen) Prozessparameter sowie die Protokollierung der Ergebnisse sind wesentliche Teile der sog. Prozessvalidierung.

Jährliche Validierungen bei RDG, Containerwaschanlagen, Papier-/Folien-Siegelnahtgeräten und Sterilisatoren sind üblich, auch wenn dieser Zeitraum nicht normativ festgeschrieben ist und auf Basis einer Risikoanalyse verlängert werden kann.

Einzelheiten über die Durchführung der Validierungen von Reinigungs- und Desinfektionsverfahren finden sich in spezifischen Leitlinien:

- Leitlinie von DGKH, DGSV e. V. und AKI für die Validierung und Routineüberwachung maschineller Reinigungs- und thermischer Desinfektionsprozesse für Medizinprodukte (2017)
- Leitlinie von DGKH, DGSV e. V. und AKI (in Kooperation mit dem VAH) für die Validierung der manuellen Reinigung und manuellen chemischen Desinfektion von Medizinprodukten (2013)
- Leitlinie von DGKH, DEGEA, DGSV e. V. und AKI für die Validierung maschineller Reinigungs- und Desinfektionsprozesse zur Aufbereitung thermolabiler Endoskope (2011)

Alle Validierungsprozesse werden gemäß DIN EN ISO 15883-1 in folgende Prüfungen unterteilt:

1. Die **Installationsqualifikation (IQ)** wird bei der Lieferung und Installation des Geräts durchgeführt, um festzustellen, ob das Gerät ordnungsgemäß geliefert und installiert wurde.
2. Die **Betriebsqualifikation (BQ)** wird anschließend durchgeführt, um sicherzustellen, dass die Anlagen innerhalb der festgelegten Grenzen arbeiten und die bestimmungsgemäßen Vorgaben auch eingehalten werden.
3. Die **Leistungsqualifikation (LQ)** wird nach der Installations- und Betriebsqualifikation durchgeführt, bedarf eines Routinebetriebs und muss an den dann bereits eingeführten Standardbeladungen mit Realinstrumenten vorgenommen werden, also nicht am fabrikneuen, unbeladenen Gerät. Neben standardisierten Test- und Prüfkörpern (Prüfung der Leistungsfähigkeit des Verfahrens) werden die reale Situation und Beladung (Prüfung der Wirksamkeit des Verfahrens an Realinstrumenten) untersucht. Nach der Leitlinie von DGKH, DGSV e. V. und AKI ist bei der Reinigung ein Richtwert von $\leq 100\,\mu g$ Proteinrest pro Instrument akzeptabel.

Anmerkung: Hier wird die unterschiedliche Größe des jeweiligen Medizinprodukts nicht berücksichtigt. Es handelt sich um einen Grenzwert hinsichtlich der technischen Machbarkeit. Es ist keine Aussage über die klinische Relevanz. Eine Korrelation zwischen Restverschmutzung und einem einzelnen Medizinprodukt ist praktisch kaum herstellbar.
Anmerkung: Machbarkeit und Aufwand der Datenerfassung lassen den Beweis eines ursächlichen Zusammenhang einer Infektion fraglich erscheinen. Bei flexiblen Endoskopen z. B. Duodenoskopen) ist dies noch am ehesten möglich durch Nachweis der Anwesenheit entsprechender Infektionserreger sowohl im Endoskop als auch im erkrankten Patienten.
Die thermische Desinfektion (mit heißem VE-Wasser) wird mit der Bestimmung des A_0-Werts quantifiziert. Als letzter Programmschritt im RDG ist die (erfolgreiche) Trocknung ebenso Teil der LQ.
Bestimmte Funktionsprüfungen werden sowohl bei Validierungen als auch bei Routineüberprüfungen mit Hilfsgeräten vorgenommen (Überprüfung der elektrischen Sicherheit bei MIC-Instrumenten, Bipolarpinzetten und Scheren mit Isolationsschicht, Lichtkabel und starren Optiken).

MERKE
Validierungsprotokolle können zeitkritisch nach einem gewählten Intervall und/oder anlassbezogen erfolgen (Verantwortung des Betreibers).

2.2.2 Reinigung, thermische oder chemothermische Desinfektion, Trocknung

Maschinelle Prozesse von RDG, RDG-E und Containerwaschanlagen können so z. B. anhand der Herstellervorgaben nach DIN EN 15883 mit den Teilen 1 bis 7 überwacht, geprüft und validiert werden. Die Normen beschreiben neben den Anforderungen an die Reinigungsgeräte auch die Routineüberwachung und Überprüfung zwischen den Validierungen.

Eine wiederholte Leistungsqualifikation erfolgt auch nach Änderungen am Aufbereitungsverfahren (Änderung von Einwirkzeiten, Temperaturen, Reinigungs- und Desinfektionsmittel, Wasserqualitäten).

Die rein manuelle Aufbereitung ist für die meisten Medizinprodukte in Deutschland kaum noch üblich, jedoch sind manuelle Aufbereitungsschritte zur Vorbehandlung bestimmter Medizinprodukte vor der maschinellen Aufbereitung unerlässlich (z. B. Bürsten der Kanäle flexibler Endoskope). Eine Validierung manueller Verfahren ist möglich, jedoch schwieriger und aufwendiger als die der Aufbereitung im RDG, da sie personenbezogen für die manuell aufbereitenden Mitarbeiter durchgeführt werden muss, wie ein Blick in die umfangreiche Leitlinie zur Validierung manueller Aufbereitung von Medizinprodukten von DGKH, DGSV e. V. und AKI zeigt.

Der Einsatz manueller Aufbereitungsverfahren ist nur dann gerechtfertigt, wenn
- eine maschinelle (noch) nicht möglich oder unmöglich ist (z. B. bei Havarien an RDG, bei bestimmten Medizinprodukten wie flexiblem Knochenmarksbohrer),
- der Hersteller des Medizinprodukts lediglich manuelle Aufbereitungsverfahren in seiner Aufbereitungsanleitung zulässt,
- als ergänzende Maßnahme (Ultraschallbad).

2.2.3 Verpackung und Packen

Verpackungen von Medizinprodukten müssen die sterilen Medizinprodukte vor Rekontamination schützen. Daher muss auch die Verschlusstechnik wirksam (keimdicht) sein. Spezifische Normen regeln die Art von Sterilverpackungen (-barrieresystemen) und deren Verschlusstechniken (Siegeln, Falten, Deckeln). Die Forderung nach Validierung der Verfahren trifft auch auf die Verschlusstechniken von Sterilverpackungen zu (➤ Tab. 2.3).

2.2.4 Sterilisation

Folgende allgemeinen Anforderungen sind an Sterilisationsverfahren von Medizinprodukten zu stellen:

- Das Sterilisationsergebnis muss eine ausreichende Sicherheit aufweisen (nur eines von 1 000 000 sterilisierten Medizinprodukten darf theoretisch mit einem Mikroorganismus kontaminiert sein).
- Das Sterilisationsverfahren muss für das zu sterilisierende Medizinprodukt und das Sterilbarrieresystem geeignet (materialschonend) sein.
- Eine Gefährdung der Mitarbeiter muss ausgeschlossen sein.
- Der Betrieb und die notwendigen Betriebsmittel sollten keine umweltschädigenden Einflüsse haben.
- Die Chargenzeiten sollten möglichst kurz sein, um einen wirtschaftlichen Betrieb zu gewährleisten.
- Die Kosten für Investition, Betrieb und Betriebsmittel sollten möglichst niedrig sein.

Spezifische Anforderungen an die verschiedenen Sterilisatoren bzw. Sterilisationsverfahren sind in den nationalen, europäischen und internationalen Normen festgelegt.

MERKE

Die Auswahl eines Sterilisationsverfahrens hat so zu erfolgen, dass die Sterilisationstemperaturen wirksam sind und die Funktion des Medizinprodukts nicht beeinflussen (➤ Tab. 2.4)

Mit der Sterilisation von kritischen Medizinprodukten ist die höchste Aufbereitungsstufe erreicht. In einer AEMP/ZSVA werden hitzebeständige Medizinprodukte immer mit gesättigtem Reinstdampf sterilisiert (Dampfsterilisation). Seit dessen Einführung Ende

Tab. 2.3 Normative Regelungen zur Validierung von Verschlusstechniken von Sterilverpackungen

	Klarsichtsterilisierbeutel bzw. -schläuche	Papierbeutel	Container	Bogenverpackung Papier/Vlies
Für Verpackung zutreffende Norm	DIN EN ISO 11607-1 DIN EN 868-5	DIN EN 868-4	DIN EN ISO 11607-1 DIN EN 868-8	DIN EN ISO 11607-1 DIN EN 868-2
Für Verschluss zutreffende Norm	DIN ISO TS 16775 DIN EN 58953-7		DIN ISO TS 16775 DIN EN 58953-9	DIN ISO TS 16775 DIN EN 58953-7

Tab. 2.4 Normative Regelungen von verschiedenen Sterilisationsverfahren

Verfahren	Temperatur (°C)	Normative Regelung
Thermisch		
Sterilisation mit trockener Hitze (Heißluft)	160–250	DIN EN ISO 20857:2013-08
Sterilisation mit feuchter Hitze (Dampf)	110–135	DIN EN ISO 17665-1:2006-11 DIN EN ISO 17665-2:2009-7
Chemisch		
Sterilisation mit Ethylenoxid (EO)	30–70	DIN EN ISO 11135:2014-10
Sterilisation mit Formaldehyd	30–70	DIN EN ISO 25424:2020-5
Sterilisation mit Wasserstoffperoxid	30–50	DIN EN ISO 14937:2010 03 Allgemeine Sterilisationsnorm für bisher nicht normativ geregelte Sterilisationsverfahren
Strahlen		
Sterilisation mit β- oder γ-Strahlen	20–40	DIN EN ISO 11137-1:2020-4

des 19. Jahrhunderts (1882 Trendelenburg, Bonn; Schimmelbusch, Köln/Berlin Charité) ist dies die sicherste, umweltfreundlichste und kostengünstigste Methode. Für thermostabile Medizinprodukte der Klassifikation "kritisch B" nach KRINKO-Empfehlungen ist die Dampfsterilisation das zwingend einzusetzende Sterilisationsverfahren.

Nur thermolabile Medizinprodukte muss in Sterilisatoren mit Niedertemperaturverfahren sterilisiert werden („kritisch C"). Aktuell wird in AEMP die Wasserstoffperoxid-Sterilisation am häufigsten angewandt. Bewahrte ältere Verfahren sind die Niedertemperatur-Dampf-Formaldehyd-(NTDF-)Sterilisation und die Niedertemperatur-Sterilisation mittels Ethylenoxids. Letztere ist das industriell am häufigsten eingesetzte Verfahren. Sterilisierte Einwegmedizinprodukte (z. B. Injektionsnadeln) und OP Abdeckungen sind Beispiele. Eine behördliche Erlaubnis für den Einsatz sowie ein besonderer Befähigungsschein der Mitarbeiter ist nur für das EO-Sterilisationsverfahren gemäß Gefahrstoffverordnung erforderlich.

MERKE

Sofern eine Dampfsterilisation der Medizinprodukte möglich ist, dürfen thermostabile Instrumente der Risikoeinstufung kritisch B nicht mit Niedertemperatur-Sterilisationsverfahren sterilisiert werden (KRINKO-Empfehlung, 2012).

Vor- und Nachteile der einzelnen Niedrigtemperatur-Sterilisationsverfahren ergeben sich aus den individuellen Anforderungen (Pflichten- bzw. Lastenheft) wie Zeitersparnis, einfache Installation oder Kosten (Anschaffungs-, Unterhaltskosten, Fix- und variable Kosten).

Beispiel: Das Wasserstoffperoxid-Verfahren benötigt wenig Zeit, die Kosten sind wiederum geringer bei der Formaldehyd-Wasserdampf- und Ethylenoxid-Sterilisation. Allerdings ist die Wirksamkeit der Sterilisation nur bei definierten Materialien (Medizinprodukten) gegeben.

Theoretische Sicherheit von Sterilisationsverfahren

Sterilisationsverfahren inaktivieren während der Einwirkzeit lebensfähige Mikroorganismen. Ziel sind Medizinprodukte, die frei von lebensfähigen Mikroorganismen sind. Die Wahrscheinlichkeit eines überlebenden Mikroorganismus muss dann geringer als 1 sein, wobei der theoretische Wert von 0 theoretisch nie erreicht wird. Ist ein Medizinprodukt steril, könnten an 10 oder 10^6 Medizinprodukten durchaus überlebende Mikroorganismen nachweisbar sein.

DINEN556-1 regelt die theoretische Sicherheit der Sterilität von Medizinprodukten in Europa. Als steril gelten Medizinprodukte nur, wenn diese in Sterilbarrieresysteme (SBS) für die Lagerungsfähigkeit verpackt, nach einem validierten Verfahren sterilisiert wurden. Die Abtötung von Mikroorganismen erfolgt unter der Annahme einer Keimbelastung mit hoher Resistenz (Bakteriensporen) und wird im Ergebnis mit einem „Overkill" erreicht. Im Gegensatz zur Herstellung von Arzneimitteln oder Medizinprodukten (industrielle Verfahren) ist es in der medizinischen Praxis nicht möglich, die Keimbelastung jedes Medizinprodukts vor der Sterilisation zu untersuchen. Daher wird angenommen, dass 1 Million thermoresistente Mikroorganismen auf dem Medizinprodukt vorhanden sind. Das Absterben in einer Population von Mikroorganismen folgt einer Reaktion erster Ordnung. In jeder Zeiteinheit wird also nicht die gleiche Anzahl an Mikroorganismen abgetötet, sondern gleiche Teile der vorhandenen Mikroorganismen.

Man bezeichnet die Zeit, in der 90 % der Population absterben, die Population also auf ein Zehntel reduziert wird, als Dezimalreduktionszeit D (D-Wert). Der D-Wert ist von der Art des abzutötenden Mikroorganismus und den Sterilisationsparametern (z. B. von Temperatur, Feuchtigkeit oder Konzentration von Bioziden) abhängig. Unsere Sterilisationsverfahren sind so eingestellt, dass sie 12 log-Stufen (10^{12} thermoresistente Mikroorganismen) in der Einwirkzeit inaktivieren. Nach internationaler Norm wird dieses Sterilisationssicherheitsniveau (SAL= Sterility Assurance Level) mit der „Wahrscheinlichkeit des Vorhandenseins" eines einzelnen lebensfähigen Mikroorganismus auf einem Produkt nach der Sterilisation definiert. Die DIN EN 556 fordert in Europa, dass der SAL $\leq 1 : 1\,000\,000$ sein muss. Nur eines von 1 000 000 sterilisierten Instrumenten darf theoretisch mir einem lebensfähigen Mikroorganismus kontaminiert sein.

Der Nachweis dafür, dass ein Produkt steril ist, kann am Endprodukt nicht geführt werden. Bei einem Sterilitätstest durch Einlegen in Nährlösung etwa müssten rein statistisch gesehen ca. 2,8 Millionen Proben untersucht werden, um einen SAL von 10^{-6} nachzuweisen. Abgesehen davon, dass mit einer hohen Anzahl von Sekundärkontaminationen zu rechnen wäre und nicht alle Mikroorganismen nachgewiesen werden können, könnten die untersuchten Produkte natürlich nicht verwendet werden. Der Nachweis kann nur über definierte, reproduzierbare Sterilisationsparameter realisiert und nachgewiesen werden. Überprüft werden diese Parameter im Rahmen von Validierungen der Sterilisationsverfahren.

Die Validierung der **Dampfsterilisation** findet regelmäßig (z. B. jährlich) statt und bestätigt die Wirksamkeit (den SAL) von Sterilisationsverfahren, Verpackung und Beladung. Angaben zur Durchführung der Validierung der Dampfsterilisation finden sich in der DIN EN ISO 17665 Teile 1 und 2.

Für die Validierung der **H_2O_2-Sterilisationsverfahren** gibt es bisher keine normativen Regelungen. Die Validierung des Verfahrens erfolgt nach der übergeordneten DIN EN ISO 14937:2010-03 „Sterilisation von Produkten für die Gesundheitsfürsorge –

Allgemeine Anforderungen an die Charakterisierung eines sterilisierenden Agens und an die Entwicklung, Validierung und Lenkung der Anwendung eines Sterilisationsverfahrens für Medizinprodukte“ (ISO 14937:2009) in der deutschen Fassung EN ISO 14937:2009.

Für das **Niedertemperatur-Dampf-Formaldehyd-(NTDF-)Verfahren** gilt die DIN EN 14180. Diese regelt die Standardtemperatur bei 60 °C (max. 87 °C) und den maximal zulässigen Betriebsdruck. Es handelt sich hierbei um eine Wasserdampfsterilisation weit unter 100 °C für thermolabile Medizinprodukte, wobei das Wirkungspotenzial mittels 2 % Formaldehyd-Zusatz gesteigert wird. Die frühere irreführende Bezeichnung als „Gassterilisation“ wurde aus der europäischen Norm entfernt. Die EN ISO 25424 wurde speziell für das NTDF-Verfahren erarbeitet und beschreibt Anforderungen, Validierung und Routinekontrollen.

Für die **Gassterilisation mit Ethylenoxid** existiert die Norm EN ISO 11135-1. Dieses Verfahren wurde wegen der Gefährlichkeit des Sterilisationsgases Ethylenoxid (explosiv, Gift der Abt. 1, kanzerogen) von den anderen Niedertemperaturverfahren im Krankenhaus weitgehend abgelöst.

Exkurs: Prionen gelten nach dem aktuellen Kenntnisstand als Erreger degenerativer Hirnerkrankungen des Menschen wie z. B. der Creutzfeld-Jacob-Erkrankung. Diese Erkrankung ist insgesamt die häufigste beim Menschen vorkommende übertragbare spongiforme Enzephalopathie (TSE). Sie kommt weltweit mit einer Häufigkeit von etwa 1 Fall pro Jahr pro Million Einwohner vor. Das Erkrankungsrisiko nimmt mit steigendem Alter zu, der Erkrankungsgipfel liegt um das 70. Lebensjahr. In diesem Alter beträgt die jährliche Erkrankungswahrscheinlichkeit etwa 1:125 000. Danach sinkt das Risiko wieder ab. Eine nosokomiale Übertragung durch chirurgische Instrumente mit Kontakt zu Risikogewebe wurde beschrieben. Ein besonderes Risiko geht von Instrumenten mit Kontakt zu Nervengewebe aus (z. B. Neurochirurgie, Augenhinterabschnittschirurgie).

Das äußerst hitzebeständige Prion kann weder durch die üblichen chemischen Instrumentendesinfektionsmittel noch durch übliche Sterilisationsverfahren vollständig inaktiviert werden. Eine verlängerte Einwirkzeit bei der Dampfsterilisation bei 134 °C (18 Minuten im Prionen-Programm) wurde daher in einigen Ländern Europas für Instrumente mit Kontakt zu Risikogewebe eingeführt.

In Deutschland geht man davon aus, dass bereits durch alkalische Reinigungsverfahren vor der Dampfsterilisation erhebliche Mengen an Prionenprotein bei der Aufbereitung im RDG reduziert und denaturiert werden.

2.2.5 Transport und Lagerung

Transport und Lagerung sind wie alle Teilprozesse im Instrumentenkreislauf in die Validierung miteinzubeziehen. Gemäß der KRINKO /BfArM-Empfehlung dürfen die (sterilen) Eigenschaften des aufbereiteten Medizinprodukts während des Transports und der Lagerungszeit nicht nachteilig beeinflusst werden. Die DIN 58953-8 „Logistik von sterilen Medizinprodukten“ beschreibt Anlieferung, Lagerung, Kommissionierung, Transport und Bereitstellung. Bei geschützter Lagerung können Medizinprodukte 6 Monate gelagert werden. Wird zusätzlich zum Sterilbarrieresystem (SBS) eine staubdichte Schutzverpackung (= Verpackungssystem) verwendet, kann die Lagerfrist auf bis zu 5 Jahre erweitert werden. Offen gelagerte SBS dienen der unmittelbaren Verwendung und verlieren ihre sterile Eigenschaft bzw. werden (spätestens) nach 48 Stunden/2 Tagen als unsteril angesehen.

MERKE

Da es große Unterschiede zwischen den einzelnen Gesundheitseinrichtungen gibt, muss jede Gesundheitseinrichtung (Krankenhaus, Ambulanz, MVZ, AOZ), die Medizinprodukte aufbereitet, die erforderlichen Maßnahmen individuell und auf die Verhältnisse und Ansprüche des Betriebs festlegen und spezifisch umsetzen (insbesondere in Standardarbeits- und Standardverfahrensanweisungen). Die Verantwortung dafür trägt der Praxis- oder Krankenhausbetreiber (siehe Sozialgesetzbuch: Forderung nach einem Qualitätsmanagementsystem).

2.3 Sicherung der Qualität angewandter Aufbereitungsprozesse

Die KRINKO-Empfehlung „Anforderungen an die Hygiene bei der Aufbereitung von Medizinprodukten" beschreibt die Notwendigkeit, die bewährten Verfahren stets in gleichbleibender hoher nachweislicher Qualität zu gewährleisten **(Qualitätsmanagement, QM).** Um diese Qualität **gemäß EN 13485** zu sichern, muss ein Qualitätsmanagement-System eingeführt werden. Dieses ermittelt und beschreibt die erforderliche Qualität und legt die Akzeptanzkriterien fest. Diese dienen der Erfüllung gesetzlicher Bestimmung, berücksichtigen den Stand von Wissenschaft und Forschung und dienen dem Schutz von Patienten, Anwendern und Dritten. Die (formale) Zertifizierung des (inhaltlichen) QM-Systems ist gesetzlich derzeit nicht gefordert.

Da die Geschäftsführung eines Krankenhauses für die Aufbereitung von Medizinprodukten in der AEMP verantwortlich ist, muss sie diese überwachen. Zertifizierung nach EN 13485 durch ein anerkanntes Unternehmen dokumentiert die Sorgfalt bei der Überwachung durch die Geschäftsführung. Die Überwachungspflicht hinsichtlich Qualität und Umfang der Aufbereitungsdienstleistung bleibt bestehen. Eine Zertifizierung durch Dritte kann bei behördlichen oder juristischen Auseinandersetzungen hilfreich sein. Der formale Aufwand der periodischen Aktualisierung ist allerdings mit Blick auf die tägliche Verpflichtung zur zeitnahen Aufbereitungsleistung zu berücksichtigen – finanziell, zeitlich und auch im inhaltlichen Ergebnis.

Die europäische Gesetzgebung fordert eine Zertifizierung des QM, wenn „Kritisch-C"-Medizinprodukte im Niedertemperatur-Sterilisationsverfahren aufbereitet werden. Die KRINKO akzeptiert dabei eine Sterilisation von „Kritisch-C"-Medizinprodukten auch ohne Zertifizierung am Standort, wenn die nötigen Angaben des Herstellers für ein validiertes Niedertemperatur-Sterilisationsverfahren vorliegen.

Die erforderliche Norm für ein QM ist die DIN EN ISO 13485, aufbauend auf der DIN EN ISO 9001. Diese internationale Norm legt Anforderungen an ein QM-System fest, wenn eine Organisation ihre Fähigkeit zur Bereitstellung von Medizinprodukten und zugehörigen Dienstleistungen darzulegen hat, die ständig die Anforderungen der Kunden und die für Medizinprodukte und zugehörige Dienstleistungen zutreffenden gesetzlichen Anforderungen erfüllen. Beide Normen sind in weiten Teilen identisch, wobei die ISO 9001 das QM beschreibt und die Organisation verpflichtet, kontinuierliche Verbesserungen anzustreben. Die ISO 13485 richtet sich auf das (Medizin-)Produkt, die Produktionsbedingungen und die Produktsicherheit, sei es Herstellung oder Aufbereitung.

Beschreibungen, Forderungen, Bestimmungen wie Gesetze, Verordnungen, Empfehlungen und Normen sind die Elemente der Qualitätssicherung, beschrieben im

QM-Handbuch, spezifisch für jedes Krankenhaus bzw. jede andere Gesundheitseinrichtung. Es regelt die Zuständigkeiten in der sog. **Aufbauorganisation (Ebene 1)** und teilt die verschiedenen Aufgaben (Teilleistungen) auf die einzelnen Aufgabenträger auf. Die **Ablauforganisation (Ebene 2)** regelt die zur Leistungserbringung notwendigen Arbeitsabläufe. Sie legt die ausführenden Abteilungen fest, beschreibt die einzelnen Tätigkeiten und die Reihenfolge der Ausführungen. In **Ebene 3** werden in einfacher Form **Verfahrens- und Arbeitsanweisungen** erstellt, die zur genauen Beschreibung einer (manuellen) Tätigkeit erforderlich sind (mess- bzw. „zählbar" oder nur „erzählbar in beschreibender Form").

2.3.1 Aufbau- und Ablauforganisation

Qualitätsmanagement beginnt immer auf der höchsten Leitungsebene. Im Krankenhaus ist dies die Geschäftsleitung. Ein QM-System ohne aktive Mitarbeit aller Abteilungen und Mitarbeiter ist nicht möglich. Besondere Vorbildfunktion hat hier die Geschäftsführung mit einer formulierten Geschäftspolitik und deren Grundsätzen, dem Leitbild. QM im Krankenhaus umfasst sämtliche Leistungsbereiche und erfordert somit die Einbeziehung und wirksame Zusammenarbeit des Personals. Im Zentrum stehen immer das Kunden-Lieferanten-Verhältnis und die jeweiligen Schnittstellen („liefern müssen"). Nicht nur die Leistung an Patienten und Angehörigen, sondern auch die verschiedenen Leistungsbereiche im Krankenhaus, z. B. OP-Saal/AEMP, stehen miteinander in ähnlicher „Kunden-Lieferanten-Beziehung".

Alle der Qualitätssicherung dienenden Vorgänge und Maßnahmen müssen beschrieben und Dokumente („letzte Änderung am …", „Freigabe durch …") im Qualitätshandbuch für alle Teilnehmer ersichtlich hinterlegt und einsehbar sein. Alle Zuständigkeiten und notwendigen Tätigkeiten zu beschreiben, muss organisiert werden (Organisation in drei Ebenen, sog. Dokumentationspyramide):

1. Die **Aufbauorganisation (Ebene 1)** beschreibt die Hierarchie der Organisation, zerlegt die Prozesse in Teilprozesse und benennt die einzelnen verantwortlichen Aufgabenträger.
2. Die **Ablauforganisation (Ebene 2)** beschreibt die einzelnen Tätigkeiten und Arbeitsabläufe, die zur Leistungserbringung erforderlich sind, unterteilt in einzelne Tätigkeiten, bestimmt die Reihenfolge der Ausführungen und legt ausführende/zuständige Stellen fest.
3. **Ebene 3** beschreibt die **Arbeitsausführung** aufgrund von Verfahrensanweisungen (VA), Arbeitsanweisungen (AA) bzw. Standardarbeitsanweisungen (SAA bzw. engl. SOP = Standard Operation Procedure). Diese Dokumente enthalten in klarer, leicht verständlicher Form alle Angaben, die zur korrekten Durchführung einer bestimmten Tätigkeit (inkl. Reihenfolge) erforderlich sind.

2.3.2 Standardarbeits- und Standardverfahrensanweisungen

Verfahrensanweisungen sind den Standardarbeitsanweisungen (SAA) laut Qualitätshandbuch übergeordnet. Alle Anweisungen müssen für die Beschäftigten leicht erreichbar und einsehbar sein. Dies kann innerhalb eines Krankenhauses über das Intranet geschehen. So werden alle Vorgänge und Anweisungen für alle Mitarbeiter transparent gemacht und die interdisziplinäre Zusammenarbeit und das gegenseitige Verständnis erleichtert.

Aufbau und Merkmale einer Verfahrensanweisung

1. **Titel:** Verfahrensanweisungen (VA) beschreiben das gesamte qualitätsrelevante Verfahren für den jeweils geltenden Bereich. Beispiel: VA für den unreinen Bereich/ Reinigung „Warenannahme kontaminierter Medizinprodukte aus dem Zentral-OP-Saal".
2. **Geltungsbereich:** Hier werden die Abteilung und die Personen eingetragen, die von der VA betroffen sind. Beispiel: „Diese VA gilt für Unreiner-Bereich-AEMP".
3. **Zweck:** Hier werden die wesentlichen Ziele formuliert. Beispiel: „Vermeidung von Korrosion durch unmittelbare rasche Aufbereitung kontaminierter Medizinprodukte".
4. **Verantwortlichkeit:** In der AEMP sind die Leitung und Stellvertretung für die Erstellung der VA zuständig. Änderungen dürfen nur von zuvor benannten Personen durchgeführt werden.
5. **Definitionen und Abkürzungen:** In einem Qualitätsmanagement müssen eine aktuelle, einfache, einheitliche (offizielle) Sprache sowie einheitliche Bezeichnungen und Abkürzungen verwendet werden. Beispiel: AEMP = Aufbereitungseinheit für Medizinprodukte, RDG = Reinigungs-Desinfektions-Gerät.
6. **Mitgeltende Dokumente:** Hier werden Verweise auf mitgeltende VA, (Geräte-)Handbücher, RKI-KRINKO-Anforderungen, Herstellerangaben, Normen usw. eingetragen. Beispiel: „VA Zusammenarbeit mit dem Zentral-OP-Saal bei der Entsorgung von Medizinprodukten".
7. **Änderungsnachweis:** Hier werden alle Änderungen an der VA dokumentiert. Name, Unterschrift und Änderungsdatum sowie Revisionsnummer bestätigen die Änderung. Die Änderung muss klar ersichtlich sein, es empfiehlt sich, diese z. B. farblich hervorzuheben.
8. **Verteiler:** Hier werden alle Beteiligten des QM und die betreffenden Funktionsstellen aufgezählt. Beispiel: AEMP, Zentral-OP-Saal, Technik etc.
9. **Inkraftsetzung:** Mit den erforderlichen Unterschriften „Ersteller, Prüfer und freigegeben durch" ist das Dokument freigegeben und gültig. Die Informationsweitergabe an die Mitarbeiter ist zu dokumentieren. Dies kann mithilfe einer Kenntnisnahme-Namenszeichen-Liste geschehen.
10. **Prozesse und Verantwortlichkeiten:** Hier können z. B. durch Diagramme Vorgänge und Zuständigkeiten anschaulich dargestellt werden.

Aufbau und Merkmale einer Standardarbeitsanweisung (SAA, SOP = Standard Operating Procedure)

Für alle manuellen Aufbereitungsschritte sind SAA zu erstellen. Das gilt auch für das Beladen eines RDG bei maschineller Aufbereitung. Die SAA sind Bestandteile des Qualitätsmanagements. Die Mitarbeiter sind verpflichtet, die SAA und ihre Vorgaben im Sinne einer Dienstanweisung zu beachten. **Ziel** einer SAA ist es immer, die hygienischen Anforderungen (Prävention) und die technische Sicherheit (Funktion) eines Medizinprodukts zu erreichen bzw. wiederherzustellen. Die SAA soll eine möglichst gleichbleibende Qualität auch bei manuellen Prozessen ermöglichen. Zuständig für die Erstellung ist auch hier die AEMP-Leitung.

Struktur und Aufbau des Formulars einer SAA sind vergleichbar mit der einer Verfahrensanweisung. Es sei in diesem Zusammenhang auf die Empfehlung 120 des Fachausschusses Qualität der DGSV e. V. verwiesen.

MERKE

Unterschiede zwischen beiden Anweisungen (VA/SAA):

- Verfahrensanweisungen sind meist abteilungs- und/oder arbeitsplatzübergreifend oder gelten allgemein.
- Standardarbeitsanweisungen gelten oft nur in einer Abteilung (z. B. AEMP) bzw. an einem Arbeitsplatz.

Beispiele: VA „Hygienische Händedesinfektion" gilt in allen Hygienebereichen. SAA „Vorreinigung im Ultraschallbad" wird nur für die AEMP benötigt.

2.3.3 Risikomanagement unter Berücksichtigung der Wirklichkeit (Wirtschaftlichkeit vs. Regelwerk)

Die Aufbereitung von Medizinprodukten ist eine Produktionsaufgabe, die viele händische Arbeitsschritte einschließt und die sich aufgrund der besonderen Anforderungen einem QM unterwerfen muss (siehe ISO 13485, 9001, 14971, 15224). Insbesondere ist ein Organisationsverschulden mit Blick auf die Patienten, die Mitarbeiter oder betroffene Dritte auszuschließen. Eine zentrale Aufgabe ist daher die Risikoanalyse, die für die zu beschreibenden Aufbereitungsteilschritte Verfahrensweisen herausfiltert, die ein möglichst geringes Risiko aufweisen (➤ Abb. 2.3).

Für jeden der Prozessschritte (Ablage, Transport, Vorbereitung zur Reinigung, Vorreinigung und Reinigung usw.) ist darzustellen, welche Gesichtspunkte für die Risikobetrachtung im Sinne einer Risikominimierung, -überwälzung oder -übernahme eine Rolle spielen. Ziel ist dabei nicht die Maximierung der Maßnahmen oder die Übernahme von Laboraufgaben seitens der AEMP, sondern eine praktikable Verfahrensweise, die eine Plausibilitätsbetrachtung einschließt.
Dabei muss eine von den Mitarbeitern praktizierbare Routine für den Produktionsprozess aufbereiteter Medizinprodukteeinheiten auch durch Kontrollmaßnahmen sichergestellt werden. Diese wird auf Basis des „Demingkreises" (Plan, Do, Check, Act → PDCA-Zyklus) in einem dynamischen Optimierungsprozess gehalten (➤ Abb. 2.4). Der Betreiber der AEMP muss jederzeit die Qualität der geleisteten Arbeit belegen können.

Der Gemeinsame Bundesausschuss (G-BA 2014) stellt zum Thema „Klinisches Risikomanagement und Fehlermeldesysteme" fest:

„§ 5 (1) Das Krankenhaus hat wesentliche Maßnahmen zur Weiterentwicklung der Patientensicherheit ein- und durchzuführen. Dazu werden unter Einbeziehung auch der Patientenperspektive Risiken identifiziert und analysiert, wobei es Führungsaufgabe ist, die entsprechende Risikostrategie festzulegen. Identifizierte Risiken werden bewertet und durch die Ableitung und Umsetzung von Präventionsmaßnahmen reduziert.

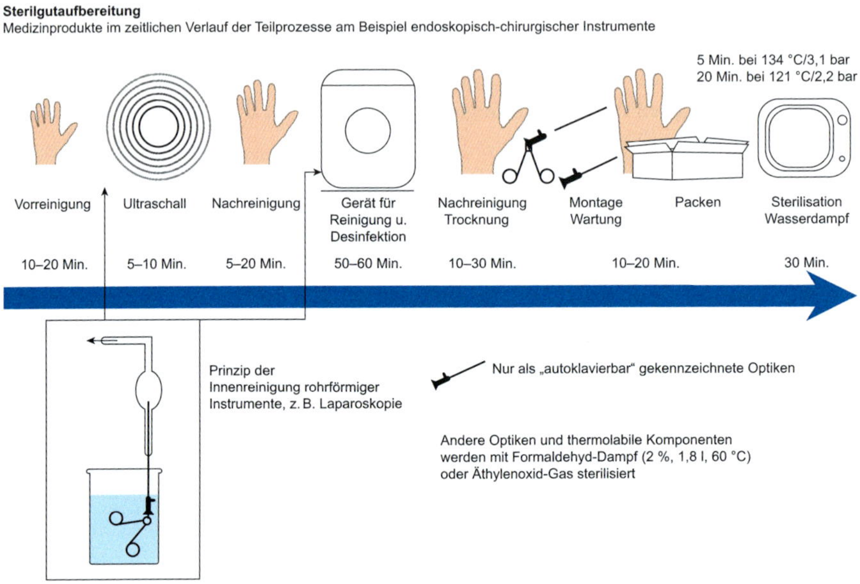

Abb. 2.3 Sterilgutaufbereitung: zeitlich-inhaltlicher Ablauf der Aufbereitung in der Aufbereitungseinheit für Medizinprodukte (AEMP). Quelle: Fengler 1996; www.cleanical.de/publikationen-medien-cleanical.html. Die Zeiten der jeweiligen Prozessstufen in der Aufbereitung müssen dokumentiert werden und weichen dementsprechend von diesem Beispiel ab [L138]

(2) Die Krankenhausleitung bietet aktiv Unterstützung und gewährleistet den strukturierten Austausch zwischen allen Beteiligten. Für die Etablierung, Koordination und Steuerung des klinischen Risikomanagements im Krankenhaus sind Verantwortliche zu benennen. Die Mitarbeiter sind regelmäßig und zeitnah über den Sachstand zu informieren und in die geplanten Maßnahmen einzubinden. Hierzu gehören insbesondere Schulungen der Mitarbeiter sowie Fallanalysen und -besprechungen. […]"

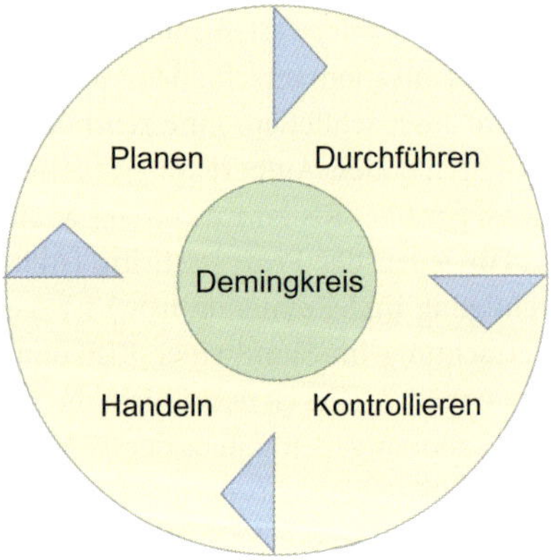

Abb. 2.4 Demingkreis (Plan, Do, Check, Act → PDCA-Zyklus). Wie „schraube" ich an der Qualität? (Deming 1982) [L138]

Auch Überwachungsbehörden gehen übrigens nach den Methoden des Risikomanagements vor, z. B. folgt die behördliche Überwachung der Betreiber nach dem MPG in NRW schon seit 2002 einem Konzept der systematischen risikoabgestuften Überwachung. Dabei werden die Überwachungsmaßnahmen priorisiert nach

- Risiko aus der Anwendung (Behandlungsspektrum),
- Risiko aus der Aufbereitung und
- Fallzahlen (Patientenaufkommen).
- Weitere Risiken, z. B. durch Dritte.

Werkzeuge des Risikomanagements

Risikomanagement wird als ein fortlaufender Prozess verstanden, in dem Planung, Umsetzung, Überwachung und Verbesserung kontinuierlich stattfinden und sich der Prozess nach und nach zu höherer Qualität „emporschraubt" (➤ Abb. 2.5). Risikomanagement ist in diesem Sinne und gemäß der ISO-Norm 14971 eine Führungsaufgabe, die auch eine entscheidende Rolle im QM spielt. Risikomanagement soll über die gesamte Lebensdauer einer Organisation (z. B. für die Aufbereitung von Medizinprodukten) zur Anwendung kommen und eine Kultur der Risikolenkung in der Organisation entstehen lassen. Die Anwendung eines Risikomanagementsystems kann mithilfe von bestimmten Werkzeugen erleichtert werden.

- **CAPA (= Corrective and Preventive Actions)** ist ein QM-Konzept für die systematische Untersuchung von Abweichungen (z. B. Ausfall/Abweichungen), um ein wiederholtes Auftreten zu vermeiden („Korrekturmaßnahmen") oder das Auftreten im Voraus zu verhindern („vorbeugende Maßnahme"). Um sicherzustellen, dass die Maßnahmen wirksam sind, ist eine systematische Untersuchung von Ausfällen oder Abweichungen von wesentlicher Bedeutung. Ein System könnte z. B. ISO 13485:2003/AC2007 (Medizinprodukte – Qualitätsmanagementsysteme – Anforderungen für regulatorische Zwecke) oder ISO 14971:2012 (Medizinprodukte – Anwendung des Risikomanagements auf Medizinprodukte) sein.
- **HACCP = Hazard Analysis and Critical Control Points:** Ein „kritischer Kontrollpunkt" ist ein Punkt, Schritt oder Verfahren im Verarbeitungsprozess, bei dem Kontrollen möglich sind, um Risiken zu verhindern oder auf ein akzeptables Niveau zu reduzieren. Durch eine Gefährdungsanalyse können Risiken und mögliche Gefahren identifiziert und Pläne für Gegenmaßnahmen ausgearbeitet werden.

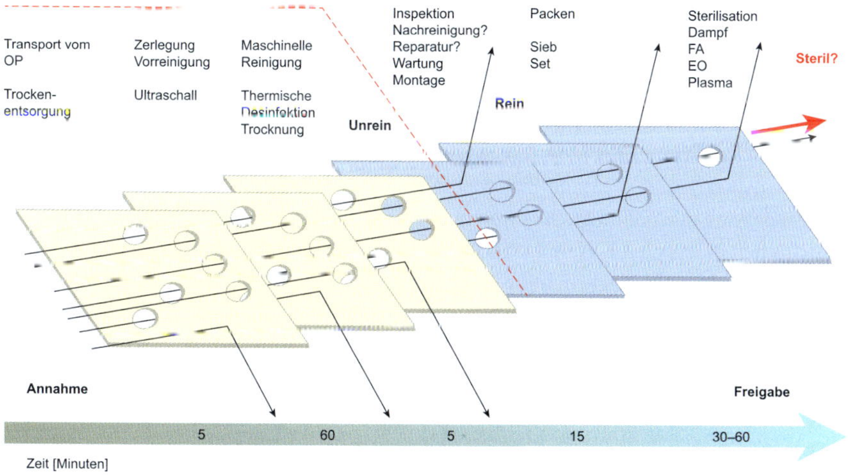

Abb. 2.5 Entstehen einer Inzidenz („unsteril").
Das „Schweizer-Käse"-Diagramm vergleicht Sicherheitsebenen mit hintereinanderliegenden Käsescheiben. Die Löcher sind ein Bild für die Unvollkommenheit von Sicherheits- oder Schutzmaßnahmen in einem Sicherheitssystem. Bei einer ungünstigen Kombination vieler ursächlicher Faktoren entwickeln sich einzelne Fehler zu Schäden, Unfällen oder katastrophalen Folgen (nach Reason 2000) [L138]

Die Durchführung einer Gefahrenanalyse, Identifizierung potenzieller Gefahren und Festlegung von Plänen für Gegenmaßnahmen, erfolgt in mehreren Schritten:
- Identifikation der für die Sicherheit kritischen Kontrollpunkte. Festlegung von Eingreifgrenzen an den jeweiligen Kontrollpunkten. Eine kritische Eingreifgrenze ist der Maximal- oder Minimalwert, auf die hin physikalische, chemische oder biologische Gefahren überprüft werden müssen, um eine Gefährdung abzuwenden, zu eliminieren oder auf ein erträgliches Niveau zu reduzieren.
- Einrichten von entsprechenden Überwachungsverfahren an den kritischen Kontrollpunkten. Das Überwachungsverfahren und die Häufigkeit sollten im HACCP-Plan festgehalten werden.
- Einrichten von Korrekturmaßnahmen für den Fall von Abweichungen (z. B. F1 kritisch, F2 schwerwiegend, F3 sonstige). Die notwendigen Schritte im Fall von Über- oder Unterschreitungen der Grenzwerte müssen festgelegt sein. Medizinprodukte, bei denen die Grenzwerte nicht eingehalten werden, müssen dem Kreislauf entzogen werden.
- Einrichten von Evaluierungsmaßnahmen zur Überprüfung der Effizienz des HACCP-Systems. Dabei können/sollten die gesamten HACCP-Pläne, die Aufzeichnungen der kritischen Kontrollpunkte, die kritischen Grenzwerte, die Stichproben und die Analysen evaluiert werden.
- Einrichten einer Dokumentation der Maßnahmen: Alle Produktionsstätten haben entsprechende Archive und Dokumentationen der Daten zum HACCP. Dazu gehören die Daten an den Kontrollpunkten, Grenzwerte, Aktivitäten zur Überprüfung und zur Evaluierung sowie die Vorgehensweise bei Abweichungen.

• **ALARP = As Low As Reasonably Practicable:** Beim ALARP-Konzept geht es darum, das Risiko gegen den Aufwand (Kosten, Arbeit) abzuwägen, der benötigt würde, um es weiter zu reduzieren oder auszuschalten. Die Entscheidung ist von vornherein zugunsten von Gesundheit und Sicherheit gewichtet, da der Betreiber Risikominderungsmaßnahmen umzusetzen hat. Will er den Aufwand vermeiden, muss er nachweisen, dass der Aufwand grob unverhältnismäßig wäre, da z. B. nur ein geringeres Maß an Risikominimierung zu erreichen wäre.
• Die Risikodokumentation kann im Rahmen eines **CIRS (= Critical Incident Reporting System),** eines Fehlermeldesystems, durchgeführt werden. Diesem Konzept liegt die Erfahrung zugrunde, dass einem gravierenden Schaden i. d. R. eine Reihe von entsprechenden Beinahe-Zwischenfällen vorangegangen ist. Bei Kenntnis des Risikos wäre es wohl möglich gewesen, das Ereignis zu verhindern. Es können alle sicherheitsrelevanten Ereignisse berichtet werden: kritische Ereignisse, Beinahe-Schäden und Fehler, die zusätzlich für überregionales, interdisziplinäres oder interprofessionelles Lernen relevant erscheinen. CIRS haben nicht das Ziel, Schuld- oder Haftungsfragen zu klären, sondern das Risiko zu reduzieren, indem „Löcher“ in der mehrschichtigen Abwehr geschlossen werden, die oft durch aktive und passive Fehler verursacht werden.

Das Versagen mehrschichtiger Abwehrstrategien wird anhand des Schweizer-Käse-Modells beschrieben (➤ Abb. 2.5). Ein Beispiel wäre das Doppler-Prinzip bei der Bahn: Mindestens zwei nach menschlichem Ermessen „unmögliche“ Fehler sind nötig, damit es zum Schadensereignis kommen kann – trotzdem hat es sich erwiesen, dass manchmal auch zwei Abwehrschichten „durchbrochen“ werden können.

Der G-BA äußert sich dazu wie folgt (G-BA 2014):

„(3) Ein Fehlermeldesystem muss für alle Mitarbeiter abteilungs- und berufsgruppenübergreifend niederschwellig zugänglich und einfach zu bewerkstelligen sein. Die Meldungen müssen freiwillig, anonym und sanktionsfrei durch die Mitarbeiter erfolgen können. [...] Es sind sowohl Einführungen in den Umgang mit Fehlermeldesystemen als auch bei Bedarf regelmäßige Schulungen für die Mitarbeiter durchzuführen.

(4) Auf der Grundlage eingegangener Meldungen erfolgt die Analyse der Prozesse, und nach zeitnaher Bearbeitung werden entsprechende Präventionsmaßnahmen abgeleitet und umgesetzt. [...]

(5) Für das Fehlermeldesystem im Besonderen ist eine entsprechende Dokumentation und Nachvollziehbarkeit des Systems erforderlich. Nach Implementierung von Maßnahmen sollen eine Evaluation und gemäß des PDCA-Zyklus ggf. erforderliche Anpassungen erfolgen."

Risiko-Nutzen-Analyse

Manchmal kann man ein Risiko nur mindern, indem man auf ein bestimmtes Instrument verzichtet. Beispiel: der flexible Knochenmarkbohrer. Wir benötigen ihn, aber er lässt sich kaum risikolos, d. h. rückstandslos, reinigen (➤ Abb. 2.6). Die Entscheidung, solche Instrumente zu nutzen, erfordert, insbesondere Infektionsrisiken gegen den erwarteten Nutzen des Instruments bzw. Verfahrens abzuwägen. In der Regel können solche Urteile nur im Wissen um den Gesundheitszustand eines einzelnen Patienten unter Einbeziehung des behandelnden Arztes (Operateur) vorgenommen werden. Unter Berücksichtigung der Herstellerangaben und auf der Grundlage des vorliegenden Medizinprodukts könnte er zu dem Schluss kommen, dass es besser wäre, das Instrument nicht zu benutzen. Oder der Betreiber stellt, vielleicht sogar durch eigene Versuche, sicher, dass die Risiken erträglich sind, weil ein geeignetes Verfahren zur Reinigung beschrieben werden kann. So oder so – es muss Verantwortung übernommen werden. Alle Beteiligten müssen verstehen, dass die Nutzung eines Medizinprodukts immer ein bestimmtes Risiko beinhaltet, ganz gleich welche Vorsichtsmaßnahmen wir anwenden.

Die Risikoanalyse ist daher immer Plausibilitätsprüfungen zu unterziehen, bevor z. B. eine klinische Studie geplant wird. Die Plausibilitätsprüfung ist eine grobe Schätzung, eine schnelle Überprüfung eines Ergebnisses, ob etwas überhaupt plausibel (akzeptabel, vernünftig) ist. Sind die Zahlen realistisch? So kann ein möglicher offensichtlicher Fehler manchmal frühzeitig erkannt werden. Plausibilitatsprüfungen können mit minimalem Aufwand auf Basis bereits bestehender Erkenntnisse durchgeführt werden.

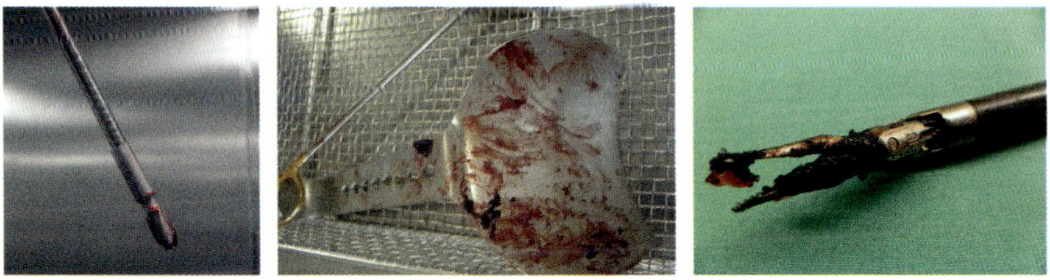

Abb. 2.6 Links: Benutzen oder nicht benutzen? Das ist hier die Frage! Flexibler Knochenmarkbohrer, der biegsam ist und händisch (!) innen gebürstet und gespült werden muss
Mitte: Bauchhaken postoperativ
Rechts: minimal-invasives Koagulationsinstrument (Fasszange) mit massiven Karbonisierungen [P1291]

In gewisser Weise kann man den Begriff der „Plausibilität" auch mit „Einsatz von gesundem Menschenverstand" ersetzen. Legt man dieses Konzept schon vor Beginn der kleinteiligen Analysen und Risikobeherrschungsmaßnahmen an ein Problem an, hat man oft schon früh eine Vorstellung davon, wo man am ehesten mit Problemen zu rechnen hat. Zur Illustration hier beispielhaft Aussagen zur Plausibilität beim Thema Reinigungskontrolle:

- Wenn ich eine Restverschmutzung schon visuell entdecke, kann ich mir die Probennahme sparen.
- Wenn ich die Höhe der Ausgangsverschmutzung nicht kenne, gibt mir die Reduzierung um eine bestimmte Zahl von Log-Stufen nur bedingte Sicherheit, da es sich um eine für die abreichernde Reinigung (Abtransport) ungeeignete Messmethode handelt. Für chirurgisch eingesetztes Instrumentarium gibt es keine definierbare Ausgangsverschmutzung. Eine Grenzwertbetrachtung ist erforderlich, gibt aber nur eine Aussage zur technischen Machbarkeit.
- Die Dynamik der Log-Stufen-Reduzierungen eignet sich für Wirksamkeitsvergleiche von Reinigern bei geeignetem Studiendesign.
- Wenn die Restverschmutzung pro Instrument überprüft, aber nicht auf die Oberfläche/Größe umgerechnet wird, ist das Ergebnis nur vermeintlich aussagekräftig: Mikroinstrumente unterschreiten leichter einen Grenzwert als große Instrumente!

Medizinprodukte – „Familien" schaffen

Die Gruppenbildung von Instrumenten hilft uns, Aufbereitungsprobleme bestimmter Medizinprodukte zu antizipieren:

- Welche Instrumente sind potenziell problematisch?
- Welche bedürfen einer obligatorischen manuellen Vorreinigung?
- Welche dürfen keinesfalls ins Ultraschallbad?
- Welche Realinstrumente müssen im Rahmen einer Validierung geprüft werden? Welche Parameter sind für die verschiedenen Aufbereitungsschritte bekannt, die neben automatisierten Reinigungs- oder Sterilisationsverfahren auch viele manuelle Aspekte enthalten? Spezifische Protokolle sollten relevante und strukturierte Informationen enthalten (➤ Tab. 2.5).

Eine Vorgehensweise, um prozessbezogene Risiken zu beheben, ist die Klassifizierung im Zusammenhang mit den Eigenschaften des Medizinprodukts: unkritisch, semikritisch und kritisch. Designmerkmale können bezüglich definierter Prozesse (Reinigungs-/Sterilisierbarkeit) Einfluss nehmen (➤ Tab. 2.6);

- Durchlässigkeit (Permeabilität) innerer Lumina
- Material und Oberflächen(-Beschichtungen)
- Gelenke, Scharniere, Gewinde(gänge)
- Hohl(räume)
- Schäfte
- Oberflächeneigenschaften
- Masse
- Volumen
- Beständigkeit

Tab. 2.5 Einteilung von Instrumenten in Gruppen nach Erreichbarkeit von Oberflächen bei der Aufbereitung (nach Wilder und Roth 2012)

Keine Prüfung von Realinstrumenten nötig (Anforderungen sind bereits durch die Leistungsanforderungen an das RDG nach ISO 15883 abgedeckt)	Prüfung von Realinstrumenten im Rahmen der Validierung nötig; Reinigungserfolg nicht direkt überprüfbar
• Gruppe 1: Kritisch-A-Instrumente wie Wundhaken • Gruppe 2: Kritisch-B-Instrumente wie Scheren, Klemmen	• Gruppe 3: Schiebeschaftinstrumente • Gruppe 4: Rohrschaftinstrumente • Gruppe 5: mikrochirurgische Instrumente • Gruppe 6: komplexe Instrumente • Gruppe 7: flexible Instrumente

Tab. 2.6 Eingruppierung von Endoskopen nach Aufbereitungsaspekten (aus „Leitlinie zur Validierung maschineller Reinigungs-/Desinfektionsprozesse zur Aufbereitung thermolabiler Endoskope"[1])

Gruppe 1 (Gastroskope, Koloskope)	Gruppe 2	Gruppe 3 (Bronchoskope, HNO, Urologie)
• Mit Luft-/Wasserkanälen • Mit einem Instrumentier-/Absaugkanal • Mit/ohne zusätzlichem Instrumentierkanal • Mit/ohne Zusatzspülkanal	• Mit Luft-/Wasserkanälen • Mit einem Instrumentier-/Absaugkanal • Mit/ohne zusätzlichem Instrumentierkanal • Mit/ohne Albarrankanal • Mit bis zu 2 Steuerkanälen für Ballonfunktionen	• Mit bis zu 2 Kanälen, ohne Kanalsystem im Versorgungsschlauch • Ohne Kanäle im Endoskop

[1] Zentralsterilisation Suppl. 3/2011, Anlage 3 (siehe auch im Beitrag der FORUM Schriftenreihe Band 14, 2012, S. 8, Tab. 2 auf www.cleanical.de/media/pdf/Forum2012_14_web.pdf)

Weitere Aspekte

Medizinprodukte werden direkt an Menschen eingesetzt. Manche Medizinprodukte können die Patienten verletzen und Schäden hervorrufen. Der Patient ist während einer OP kein Kunde! Das wiederaufbereitete Medizinprodukt ist nur eines von vielen Risikofaktoren, aber das Risiko wird als kontrollierbar eingestuft. „Vollständig beherrschbar" ist es dagegen nicht, da niemand weiß, wo diese Medizinprodukte zuvor zum Einsatz kamen. Es existiert daher ein spezielles Regelwerk zur Überwachung. Eine geeignete Form der Dokumentation ist erforderlich. Und das Personal muss insbesondere manuelle, technische, chemische, hygienische und organisatorische Fähigkeiten und Kenntnisse besitzen, weswegen auch eine Berufsausbildung angestrebt wird. Seit 1998 war dies ein Gründungsziel der Deutschen Gesellschaft für Sterilgutversorgung (DGSV e. V.).

Um eine sichere Aufbereitung auf dem Stand der Wissenschaft und Technologie zu garantieren, sind folgende Anforderungen von äußerster Bedeutung:

- Geeignete Räumlichkeiten und Geräte (investieren).
- Zeitliche und räumliche Trennung der Aufbereitungsprozesse (unrein, rein, verpackt, sterilisiert).

- Qualifiziertes, fortgebildetes Personal (Fachkunde I–III bzw. Sachkunde bei Vorliegen einer medizinischen Ausbildung).
- Regelmäßige Weiterbildungen (Auffrischungskurse nach 5 Jahren).
- Geeignete und validierte manuelle/maschinelle Prozesse (in beschriebenen Schritten).
- Mindestanforderungen (AA, VA, SAA, SVA, SOP) sind in die Betriebsabläufe eingebettet (Zahlen, Daten Fakten – „zählbar, erzählbar" schriftlich fixiert).
- Gesetzliches Regelwerk (ist bekannt und wird befolgt).
- Aktueller Stand der Technologie und Wissenschaft (wird wahrgenommen und ist berücksichtigt).
- Lückenlos zurückführbare Dokumentation (stichwortartig).
- Qualitätssicherungssystem Prozessbeschreibung, Standardverfahren.

Die Risikobewertung und der Umgang damit sind entscheidende Teile des QM bei der Aufbereitung von Medizinprodukten. Verschiedene Werkzeuge des Risikomanagements werden eingesetzt, um eine Kultur der Risikolenkung in der Organisation entstehen lassen. Die Bildung von Medizinproduktgruppen und -familien hilft uns dabei, Probleme zu antizipieren und Risiken zu reduzieren. Nicht zuletzt sollten wir bedenken, dass sich die Wahrscheinlichkeit des Eintretens eines Ereignisses aus der Summe der potenziellen Risiken ergibt. Je mehr davon wir also identifizieren und kontrollieren können, desto besser für alle Beteiligten.

KAPITEL

3 Reinigung, Desinfektion, Inspektion, Pflege, Verpackung

DEFINITION

Als **Aufbereitung** (von Medizinprodukten) wird der gesamte Prozess, bestehend aus Reinigung, Desinfektion, Sterilisation sowie Prüfung und Wiederherstellung der technischen und funktionalen Sicherheit des gebrauchten Medizinprodukts bezeichnet. Dies gilt auch für unkritische und semikritische Medizinprodukte, die ohne Sterilisation, aber gereinigt und desinfiziert angewandt werden.

3.1 Ablage nach Verwendung am Patienten und Transport

Nach einer OP werden die Instrumente abgelegt und nicht „abgeworfen". Um ein geordnetes Ablegen oder auch Entsorgen der Instrumente zu gewährleisten, müssen anhand von SAA Vereinbarungen zwischen OP-Saal und AEMP als QM-Dokument erstellt/vereinbart werden. Darin sollten nach Möglichkeit genaue Angaben über Zeit und Mengen der Lieferungen festgelegt werden. Hat die AEMP Zugang zur OP-Planung und zum OP-Programm, kann sie sich auf das zu erwartende Aufkommen vorbereiten (inkl. der Zeitfenster, wann mit größeren Lieferungen zu rechnen ist). Es ist wichtig, dass beide Partner genau darüber Bescheid wissen, was die jeweilige Abteilung leisten kann und wo deren Grenzen und Möglichkeiten liegen. Gegenseitige Hospitationen können das Verständnis für die Tätigkeiten und Bedürfnisse des Anderen und so die Zusammenarbeit verbessern. Da z. B. die OTA-Ausbildung ausgiebige Praktika in Endoskopie und AEMP vorsieht, sollten die Einsätze dafür genutzt werden, die Zusammenarbeit zwischen dem Anwender und dem Aufbereiter zu studieren und ggf. zu verbessern.

Die korrekte Entsorgung gebrauchter Medizinprodukte im OP-Saal verlangt einen sachgerechten Umgang mit den OP-Instrumenten, der meist nur in der AEMP verständlich gemacht werden kann, und setzt spezifische Kenntnisse voraus. Nur in der Aufbereitungsabteilung selbst werden die speziellen Grenzen der Machbarkeit erlebbar und ersichtlich. So erfordert die Entsorgung die gleiche Sorgfalt wie das Instrumentieren während des operativen Eingriffs. Abgelegte Instrumente dürfen nicht völlig verschmutzt und verstopft in die AEMP geschickt werden. So wie intraoperativ gegenüber dem Chirurgen sollte grober Schmutz schon am Instrumentiertisch mit einer feuchten Kompresse abgewischt werden, ehe das Instrument weitergegeben bzw. zur Entsorgung abgelegt wird. Einweg-Medizinprodukte (auch solche aus mehr oder weniger korrosionsanfälligen Stahllegierungen), Gewebereste, Flüssigkeiten und Abfälle müssen bereits vor Ort entsorgt werden.

Gelenkinstrumente werden geöffnet abgelegt. Zerlegbare Instrumente, soweit es der Hersteller vorgesehen hat, werden in die Einzelteile zerlegt und bei besonders kleinen Einzelteilen in ein Kleinteilesieb mit besonders enger Maschenweite (z. B. 1 mm^2) sortiert. Schwere Instrumente zuerst (nach unten) ablegen. Empfindliche Instrumente sowie spitze feine Instrumente obenauf und separat wegen der Stichverletzungsgefahr in einer Nierenschale ablegen.

Chirurgische Nadeln sind vom Nadelhalter zu entfernen. Durchspülen der Hohlinstrumente und Schläuche am OP-Tisch verhindert das Eintrocknen von Schmutz und die Verstopfung der Lumen.

Ein chirurgisches Sieb kann im verpackten Zustand mehr als 100 einsortierte Instrumente enthalten. Diese sollten max. 10 kg pro Container (bzw. STE = Sterilguteinheit) mit 30 × 30 × 60 cm Außenmaß wiegen (empfohlen in DIN 58953-9). In geöffnetem Zustand passen diese Instrumente nicht auf ein einziges Entsorgungssieb. Es sind also noch weitere leere Siebe (etwa drei) für die Entsorgung eines chirurgischen Grundsiebs erforderlich. Die Instrumente sollten dabei nicht erheblich über den oberen Siebrand herausragen, damit das AEMP-Personal wegen der Verletzungs- und Infektionsgefahr (Berufsgenossenschaft, Unfallverhütungsvorschriften, technische Richtlinien, biologische Arbeitsstoffe etc.) kein Umsortieren kontaminierter Instrumente durchführen muss. Außerdem ist die Höhe zum Sprüharm in den einzelnen Ebenen des RDG beschränkt, sodass die Instrumente diesen blockieren können.

In den meisten Entsorgungsfällen werden die Instrumente trocken abgelegt und entsorgt. Eine Lieferzeit kontaminierter Instrumente vom OP-Saal in die AEMP von bis zu 6 Stunden in einem geschlossenen Entsorgungscontainer sollte nicht überschritten werden.

Ist eine längere Zwischenlagerzeit der kontaminierten Instrumente unvermeidbar (z. B. durch ungenügende Transportkapazität am Wochenende), ist eine Konservierung der Instrumente durch spezielle Korrosionsschutzmittel (Sprühschäume) notwendig. Durch darin enthaltene Reinigungsenzyme wird gleichzeitig ein starkes Anhaften der Kontamination infolge der langen Zwischenlagerung verhindert. Die eingesprühten Instrumente können dann bis zu 72 Stunden vor der weiteren Aufbereitung gelagert werden.

Die sofortige Aufbereitung verschmutzter Instrumente ist immer vorzuziehen, um den Kontakt an schädlichen Einflüssen möglichst kurz zu halten. Auch Edelstahlinstrumente können rosten, wenn diese an der Oberfläche beschädigt werden und zu lange korrosiven Zusätzen wie Blut und (erwärmter) Elektrolytlösung (Kochsalz- oder Ringer-Lösung) ausgesetzt sind. Jodlösung hat ebenso einen schädigenden Einfluss. Reste von Alkohol- und Desinfektionslösungen führen zu einer raschen Denaturierung oder Blutgerinnung, die eine Reinigung unmöglich machen kann. Silikonreste können im normalen Aufbereitungsprozess mit keinem Reinigungsmittel vom Instrument entfernt werden, sondern würden sogar zum Totalausfall des RDG führen. Instrumente, bei denen stets eine manuelle Vorreinigung erforderlich ist, sind getrennt abzulegen (z. B. Kauter-Instrumente der Elektrochirurgie mit eingebranntem Gewebe/Blut).

Die sog. Nassentsorgung (Entsorgung der Instrumente in Wannen mit Desinfektionsmittel) ist nur in Ausnahmefällen sinnvoll. Nachteile sind erhöhtes Gewicht und Kontaminationsgefahr durch Spritzer. Außerdem wird die Umwelt durch die in der AEMP zu verwerfenden Desinfektions- bzw. Reinigungslösungen unnötig belastet. Erhöhte Kosten sind unvermeidbar.

Das OP-Personal kennzeichnet bei der Entsorgung defekte Instrumente, damit diese nach der Aufbereitung identifiziert und dekontaminiert einer Reparatur zugeführt werden können (mit Dokumentation im Lieferschein).

MERKE

Eine gute Zu- und Zusammenarbeit, das sachgerechte Vorbereiten, Vorbehandeln, Sammeln, Vorreinigen und ggf. Zerlegen (KRINKO-Anforderung) sind also Voraussetzung für eine erfolgreiche und werterhaltende Aufbereitung. **Die Aufbereitung der Instrumente beginnt schon im OP-Saal** und nicht erst in der AEMP. Für die Entsorgung werden mehr Siebe benötigt als für die Versorgung.

Das OP-Personal muss die Instrumente mehrmals auf Vollzähligkeit kontrollieren und zählen. Dies kann zum Ende der OP geschehen oder spätestens beim Ablegen in das Entsorgungssieb. Es ist von größtem Interesse, diese Zählung stets geordnet nach Instrumentengruppen und Lage auf dem Instrumentiertisch in einer festgelegten Reihenfolge durchzuführen. Nur so kann diese Routine dazu beitragen, dass kein Instrument vergessen wird!

Der geschützte, Beschädigungen vermeidende **Transport** zur AEMP geschieht in geschlossenen Containern oder Transportsystemen mit Transportsicherung, sofern sich die AEMP nicht unmittelbar neben den OP-Sälen befindet. Transporte außerhalb des Krankenhauses müssen mit einer besonderen Kennzeichnung („Kontaminierte Medizinprodukte") der Transportbehältnisse kenntlich gemacht werden, um z. B. Rettungspersonal zu warnen.

3

3.2 Aufbereitung *nicht* verwendeter Medizinprodukte (unreiner Bereich)

Früher wurden Instrumente, die während der OP nicht verwendet wurden, aus Ermangelung an ausreichender maschineller Reinigungskapazität „ungewaschen" in den Packbereich durchgereicht. Dort wurden sie zusammen mit den gereinigten und desinfizierten Instrumenten kontrolliert, ggf. geölt und verpackt. Anschließend erfolgte die erneute Sterilisation. Da die AEMP keine Kontrolle über die Instrumente im OP-Saal hat, ist es besser, stets alle Instrumente ausnahmslos und komplett aufzubereiten, ein hygienischer Sicherheitsgewinn ohne spürbaren Zeitverlust. Nur wenn das Verfalldatum für die Lagerzeit abgelaufen oder überschritten wurde, kann ein ausschließlicher Sterilisationsprozess durchgeführt werden. Entfernte oder beschädigte Verschlusssiegel eines Instrumentencontainers, ein geöffneter oder entfernter Deckel, eine beschädigte oder nasse Lagerverpackung sind davon ausgeschlossen. Bei Zweifel an der Keimarmut sollte eine komplette Aufbereitung stattfinden.

Leihsysteme, Leihinstrumente oder fabrikneue Instrumente, die unsteril geliefert wurden, müssen ebenso komplett im RDG aufbereitet und sterilisiert werden, auch wenn der Hersteller die Keimarmut bestätigen sollte. Zu groß ist die Unsicherheit während eines langen Transportwegs mit großen Temperaturunterschieden und Erschütterungen. Im Haftungsfall wäre es dann schwierig, den Zeitpunkt festzulegen, zu dem die Kontamination stattgefunden hat. Die komplette Aufbereitung gemäß mitgelieferter Herstellerinformation liegt dann in einer Hand.

Werden Instrumente nur „übersterilisiert", d.h. ohne zuvor im RDG aufbereitet worden zu sein, befindet sich das Instrumentenöl aus der vorherigen Aufbereitung noch am Instrument. Zusammen mit Partikeln, die sich mit dem Öl und dem Instrument verbinden, entsteht bei jeder Übersterilisation und jedem Neuverpacken eine Addierung der Fremdstoffe bei der Instrumentenpflege. Deshalb sollte nach zwei Übersterilisationen ein kompletter Aufbereitungsdurchlauf stattfinden (Auspacken, RDG plus Sterilisation).

Einwegverpackung wie Vlies oder Papierfolienverpackung sowie Papierfilter müssen bei der Übersterilisation stets erneuert werden. Sterilcontainer sollten entweder maschinell im RDG bzw. einer Containerwaschanlage oder manuell per Wischdesinfektion (z.B. 70 % Alkohol, verfliegt rückstandsfrei) keimarm aufbereitet werden.

3.3 Aufbereitung verwendeter (kontaminierter) Medizinprodukte (unreiner Bereich)

- Bereits im OP-Saal werden die Instrumente für die Aufbereitung vorbereitet, bevorzugt durch Trockenentsorgung. Vorbehandeln durch Abwischen grober Verschmutzung, Durchspülen der Hohlinstrumente, Sammeln und Sortieren nach Produktgruppen, Zerlegen nach Herstellerangaben. MIC-Instrumente sollen im OP-Saal nicht zerlegt werden, da die filigranen Teile dadurch leichter beim Transport verloren gehen bzw. verbogen und beschädigt werden könnten.
- Transport in geschlossenen Behältnissen und mit Transportsicherung.
- Reinigung, Zwischenspülen, Desinfektion, Spülung und Trocknung: In der AEMP geschieht dies überwiegend maschinell mit RDG und RDG-E sowie teilmaschinell in

der Vorreinigung im Ultraschallbad. Dessen Wirkung kann kaum überschätzt werden, da es die ausreichende Vorreinigung sicherstellt, z.B. Zementreste auf dem Boden des Ultraschallbads bleiben. Auf dem Boden ("Sumpf") des RDGs sammeln sich weniger Rückstände an, die beim Reinigungsvorgang über die Medizinprodukte geschleudert werden (regelmäßige Siebkontrolle!).
- Manuelle Aufbereitung findet in einer AEMP nur selten und begründet statt.
- Prüfung auf Sauberkeit und Unversehrtheit der Oberflächen (Korrosion, Kratzer, Risse, Spalte), um zu entscheiden, ob das Medizinprodukt sauber und unversehrt ist. Oder erneute Aufbereitung und Aussortieren bei Schäden.
- Pflege, Wartung und Instandsetzung, z. B. dampfdurchlässiges Instrumentenöl auf Gelenk- und Schneidflächen, Funktionskontrollen, Prüfung der technischen Sicherheit.
- Eine Kennzeichnung ist problematisch wegen Kontamination, kann aber als Information für den Anwender erforderlich sein (Hinweise, Information).
- Hygienisches keimarmes Verpacken semikritischer Medizinprodukte in keimarme Schutzhüllen (ohne anschließende Sterilisation).
- Verpacken kritischer Medizinprodukte in Sterilbarrieresysteme (SBS) in „Hart-“ oder „Weichverpackung“.
- Sterilisation.

Die Aufbereitung endet mit der dokumentierten Bestätigung und Freigabe der Charge zur (geschützten) Lagerung und möglichst zeitnahen erneuten Anwendung.

3.3.1 Vorbereitung der Aufbereitung – vorbehandeln, sammeln, vorreinigen, zerlegen, zwischenlagern und transportieren

Da die Aufbereitung bereits beim Anwender (im OP-Saal) außerhalb des Verantwortungsbereichs der AEMP beginnt, müssen innerhalb des QM im Vorfeld eindeutige Angaben (VA, SAA) zur gegenseitigen Zusammenarbeit schriftlich vereinbart werden. Bei Verwendung ungeeigneter Methoden, fehlerhafter Anwendung und bei der Entsorgung können diese Erschwernisse zu unnötigen wie irreversiblen Mängeln führen, die eine sachgerechte Aufbereitung der Medizinprodukte in der AEMP unmöglich machen und den Verlust des Medizinprodukts bedeuten. Geeignete Desinfektions- und/oder Reinigungslösungen für die Vorreinigung sowie der Nass- oder Trockenentsorgung beim Anwender werden im Vorfeld im Hygiene- und Desinfektionsplan beschrieben und festgelegt. Bei langen Lagerungs- und Trocknungszeiten können moderne Korrosionsschutzmittel eine Korrosion und gleichzeitig das Antrocknen von Blut und Gewebe verhindern. Das Eintrocknen sollte auch verhindert werden, um keine Schutzschicht (Schutzkolloide) für Infektionserreger zu bieten.

Chemische, mechanische und physikalische Schädigungen durch ungeeignete Vorreinigung, Transport und Zwischenlagerung sollten durch Festlegung geeigneter Verfahrensabläufe, Lieferzeiten und der möglichst raschen Aufbereitung in der AEMP vermieden werden.

Wegen der Verletzungs- und Infektionsgefahr beim Umgang mit biologischen Arbeitsstoffen sind stets die Belange des Arbeitsschutzes (TRBA 250) zu beachten. Eine persönliche Schutzausrüstung (PSA), räumliche (Raumluft) und organisatorische Voraussetzungen müssen vom Arbeitgeber im Ergebnis der Gefährdungsbeurteilung erstellt und in Qualität und Menge ausreichend gewährleistet und vorhanden sein, um vom Mitarbeiter verpflichtend eingesetzt und verwendet werden zu können. Eine schriftlich dokumentierte Belehrung über Gefahrstoffe (BioStoffV, TRBA 250, Gefahrenstoffverordnung) ist jährlich durchzuführen.

3.3.2 Wareneingang kontaminierter Medizinprodukte in die AEMP/unreiner Bereich (unreine Seite der AEMP) – Vorreinigung, Reinigung, Desinfektion, Spülung und Trocknung (DIN EN ISO 15883)

Maschinelle Aufbereitungsverfahren sind laut KRINKO (2012) bevorzugt anzuwenden. Die Reproduzierbarkeit mit Blick auf eine Prozessvalidierung ist wesentlich leichter bei maschinellen Verfahren gegenüber rein händischer Aufbereitung zu erbringen. Sie sind auch wegen der geringeren Verletzungs- und Infektionsgefahr das Mittel der ersten Wahl. Nur wenn Herstellerangaben explizit ein maschinelles Verfahren ausschließen und manuelle Aufbereitungsprozesse beschreiben, sollten diese anhand der in VA und SAA festgelegten Verfahren von besonders erfahrenen Fachkräften durchgeführt werden.

Wer unerfahrene Mitarbeiterinnen und Mitarbeiter ausschließlich oder während der Einarbeitung im unreinen Bereich beschäftigt, muss nicht nur wegen der fehlenden Routine und Erfahrung mit einem stark erhöhten Verletzungsrisiko, sondern neben der Unfallgefahr auch mit höheren Schäden an Instrumenten und Maschinen rechnen. Erfahrene Mitarbeiter können aufgrund ihrer Ausbildung und Erfahrung die der händischen Tätigkeit innewohnenden Risiken besser einschätzen und routiniert vermeiden. Nur durch Beherrschen der Fähigkeiten, Kenntnis der Abläufe und Verfahren werden die Instrumente den notwendigen Prozessen zugeführt. So können eine dauerhafte Qualität, z. B. bei der Beladung des Chargenwagens, und eine gute Reinigungsleistung gewährleistet sowie Chaos beim Entladen der Instrumente aus dem RDG vermieden werden.

Bei einer ausschließlich maschinellen Aufbereitung sind die Verfahren weitgehend standardisiert und so relativ einfach durchzuführen.

Eine Vorreinigung der Instrumente im Ultraschallbad kann notwendig sein, wenn:

- die Optimierung der Reinigungsverfahren im RDG keine ausreichende Reinigungswirkung erzielt (Nachreinigung häufig erforderlich),
- die Hersteller in ihren Angaben zur Aufbereitung eine Vorreinigung fordern.

Im Ultraschallbad werden bereits Blut, Partikel, Schmutz, Knochenmehl und Knochensplitter entfernt und eine Schmutzreduktion von wenigstens 5 Log-Stufen (auf weniger als 50 µg Restprotein als Zielwert) erreicht. Auch über einen längeren Zeitraum eingetrocknetes Blut und Gewebe wird innerhalb von 5 Minuten fast vollständig entfernt.

Da die Flüssigkeit im Ultraschallbad meist über einen längeren Zeitraum (12–24 Stunden) verwendet wird, muss eine höhere Konzentration des eingesetzten Reinigungsmittels als im RDG verwendet werden (Abschwächung der Reinigungswirkung durch Schmutzeintrag). Da der Ultraschallprozess meist nur wenige Minuten dauert, werden auch bei Aluminium (z. B. Schädelklemme nach Mayfield) keinerlei Kurz- oder Langzeitschäden wegen erhöhter Alkalität bei pH > 11 und Kavitation festgestellt.

Nach Wechsel der Reinigungslösung im Ultraschallbad muss eine Entgasung der Lösung stattfinden, indem das Ultraschallbecken nach Angaben der Hersteller über eine definierte Zeit ohne Instrumente betrieben wird. Die Entfernung der physikalisch im Wasser gelösten Luft ist zur Optimierung der Kavitation (der Wasserstrahl der implodierenden Kavitationsblasen wird durch Restluft gedämpft) unbedingt notwendig.

Die Erwärmung der Ultraschalllösung ist nicht zu empfehlen, da es während des Betriebs des Ultraschallgeräts sowieso zu einer Erwärmung der Lösung kommt. Um die Mitarbeitenden vor Ausgasungen zu schützen, sollten Reinigungs- oder Desinfektionslösungen mit nicht flüchtigen Wirkstoffen eingesetzt werden bzw. eine Absaugung der Luft am Ultraschallbecken dauerhaft stattfinden.

Regelmäßige Kontrollen zum Nachweis der Kavitation (z. B. Beschallen weicher Aluminiumfolie) sind empfehlenswert.

Gelenkinstrumente sind nach Möglichkeit im Ultraschallbad mechanisch zu bewegen, um den Kavitationsblasen eine ausreichende Angriffsfläche zu bieten.

Nach der Vorreinigung im Ultraschallbad werden die gelösten Schmutzpartikel abgespült, erst jetzt handelt es sich tatsächlich um eine Reinigung: Zunächst wird mit einer Handbrause und einem kräftigen Wasserstrahl (kaltes Trinkwasser) das gesamte Sieb von den gelösten Partikeln gereinigt (Spritzschutz: persönliche und kollektive Schutzausrüstung). Anschließend werden alle Hohlräume und Lumen durchspült, um gelöste Schmutzreste aus dem Inneren zu entfernen (anschließend Durchgängigkeitsprüfung).

Die meisten (Grund-)Instrumente werden in ihrem Instrumentensieb in die Ebenen des RDG-Beschickungswagen für Instrumente geschoben. Hohl- und Lumeninstrumente werden an entsprechende Luer-Lock-Adapter bzw. weitere Anschlüsse verschraubt, eingesteckt und verbunden, um die Innenreinigung zu ermöglichen. Neben dem Instrumentenwagen werden Spezialwagen, d. h. spezifische Beschickungswagen für spezifische Instrumentengruppen, verwendet: MIC-, Augen-, Anästhesie-, Robotikinstrumente, weitere.

3

MERKE

Instrumente mit Kanälen müssen im RDG auf Beschickungswagen mit geeigneten Adaptern aufgesteckt werden, damit eine Innenreinigung und -desinfektion mittels Durchspülung gewährleistet ist.

Manuelle Aufbereitungsverfahren (validiert gemäß Leitlinie) werden nur in begründeten Einzelfällen angewandt. Die Gleichwertigkeit beider Verfahren (maschinell/manuell) muss gewährleistet sein oder der Nachweis über die ausreichende Wirkung der in der Herstellerinformation beschriebenen alleinigen händischen Methode muss vom Hersteller erbracht sein. In einer großen AEMP sind rein manuelle Verfahren kaum noch anzutreffen, da technische Verbesserungen zumeist eine maschinelle Aufbereitung ermöglichen. Die Roboterchirurgie benötigt allerdings aufgrund der komplexen Manipulatoren manuelle Aufbereitungs(teil)schritte.

Wie aus Waschen Reinigung wird: Vorspülen, Reinigung, Neutralisation, Zwischenspülen, Desinfektion und abschließende Trocknung finden idealerweise ausschließlich im RDG innerhalb der AEMP zentralisiert statt. Diese in Echtzeit überwachten maschinellen Aufbereitungsprozesse sind besser standardisier- und reproduzierbar als manuelle Aufbereitungsprozesse. Dabei kann die Beladung der RDG per Scanner eingelesen und dokumentiert werden und erscheint im Maschinenprotokoll. Das **Vorspülen** im RDG geschieht mit kaltem Wasser – mikrobiologisch mindestens in Trinkwasserqualität über einen kurzen Zeitraum – und soll ein Einweichen des Schmutzeintrags bewirken.

MERKE

Vorgereinigte Instrumente, die zuvor einem Ultraschallbad inkl. Nachspülen unterzogen wurden, sind visuell sauber und belasten so den maschinellen Aufbereitungsprozess im RDG deutlich weniger. Knochenmehl und -splitter werden somit weitestgehend aus dem RDG-Prozess herausgehalten. Im Sumpf eines RDG finden sich oftmals derartige Rückstände, die dann über den Tag verteilt aufgewirbelt und auf verschiedene Medizinprodukte übertragen werden können. Die zusätzliche Anwendung von Ultraschallbad und anschließender Abspülung (Spritzschutz!) führen mit größter Sicherheit zu sehr guten Ergebnissen, der Sumpf im RDG bleibt sauber, die Spülflotte kann ungestört abfließen.

Die **Reinigungs**phase im RDG-Programm folgt anschließend bereits mit erwärmtem Wasser. Meist wird wegen der besseren Wirksamkeit der Reinigungschemie hier bereits VE-Wasser (voll entsalztes Wasser) oder enthärtetes Weichwasser verwendet. Das erwärmte Wasser wird dann auf max. 55 °C erwärmt und stets im Umwälzbetrieb (Spülflotte) über die Sprüharme und Anschlüsse gepumpt. Alkalischen Reinigern wird wegen der derzeit guten Reinigungswirkung sowie der teilweisen Prionenabreicherung der Vorzug gegeben. (➤ Abb. 3.1).

MERKE

Das sog. Prion (als vermuteter Mitverursacher der [varianten] Creutzfeld Jakob-Krankheit, [v]CJK) wird als Worst-Case-Szenario (schlimmster Fall) bei der Aufbereitung angesehen. Daher sollten Medizinprodukte mit Kontakt zu Risikogewebe nach einer OP von [v]CJK-Patienten nach Möglichkeit verworfen werden.
Wegen der geringen Inzidenz des Auftretens von Prionen bzw. von Erkrankten ist dies inzwischen aber nicht mehr unwidersprochen die vorherrschende Risikobeurteilung (Jahrzehnte nach Auftreten des sog. Rinderwahns durch die bovine spongiforme Enzephalopathie [BSE], das als Quelle der sog. slow virus-Infektion gilt).

Nach der alkalischen Reinigung, pH > 10, ist bei metallischen Medizinprodukten eine **Neutralisation** mit Phosphor- oder Zitronensäure zu empfehlen, da vorhandene anorganische Beläge (und Korrosion) dadurch zumindest in Teilen gelöst werden. Die Neutralisation ist bei Augeninstrumenten besonders wichtig, da Verschleppungen aus der alkalischen Reinigung zu dauerhaften Schäden am und im Auge führen können. Es empfiehlt sich deshalb bei Augeninstrumenten neben der Neutralisation stets den (neutralen) pH-Wert der Restfeuchte (z. B. Lackmustest) nach dem RDG-Prozess zu prüfen. Die Neutralisation dient dem Werterhalt der Instrumente und des RDG (weniger Silikat- und Kieselsäureablagerungen auf der Metalloberfläche).

Die **Zwischenspülung** ist ein erneuter Verdünnungs- und Spülschritt, der v. a. Reste der Prozesschemikalien vor der Desinfektion entfernen soll.

Die **Desinfektion** im RDG geschieht nach der Reinigung bei thermostabilen

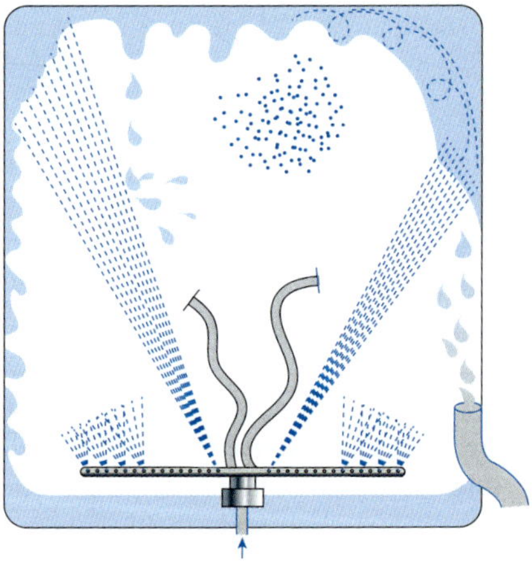

Abb. 3.1 Wie aus Waschen Reinigung wird: Das Transport- und Abreicherungsmedium Wasser (für Verschmutzungen) wird durch Sprüharme mittels Prallwasser, ablaufendem und reflektiertem Wasser, mittels Vernebelung, Durchspülen über konnektierte Anschlüsse über und durch das Spülgut geleitet. Es handelt sich um eine druckabhängige Leistung, die stark von der geeigneten Beladungskonfiguration des Chargen-/Beschickungswagen abhängt (siehe Normungsreihe DIN CEN ISO 15883, Normungsvorschlag zur Präzisierung mittels Beladungswagen-Beschreibung – Begriffe, Bestandteile; Fengler, Pahlke, Michels 2009) [L138]

Instrumenten ausschließlich durch erhitztes VE-Wasser über einen bestimmten Zeitraum und wird deshalb als Thermodesinfektion bezeichnet. Instrumente werden dabei geeigneten Desinfektionstemperaturen über eine ausreichende Einwirkzeit der Spülflotte ausgesetzt, um an den gereinigten Instrumenten noch vorhandene Mikroorganismen abzutöten.

Gemäß DIN EN ISO 15883-1 wird die auf die Mikroorganismen einwirkende Wärmesumme in Form des A0-Werts dargestellt. Eine Wärmesumme, die einer einwirkenden Temperatur (feuchte Hitze) von 3000 Sekunden bei 80 °C äquivalent ist, wird als A0 = 3000 bezeichnet. Bei der Aufbereitung chirurgischer Instrumente in RDG wird diese Wärmesumme i. d. R. durch eine Desinfektionstemperatur von 90 °C über eine Einwirkzeit von 5 Minuten gewährleistet. In die Berechnung des A0-Werts gehen aber auch Temperaturen unterhalb von 90 °C ein. Bei Temperaturen unter 65 °C ist keine ausreichende Abtötung von Bakterien und Pilzen gewährleistet.

Da die physikalischen Parameter für die Abtötungswirkung bekannt sind, sind die thermoelektrische Überprüfung und Kontrolle der Einhaltung dieser Parameter für den Routinebetrieb zum Nachweis der Desinfektion ausreichend.

Thermolabile Instrumente (z. B. flexible Endoskope) werden mittels chemothermischer Desinfektionsverfahren desinfiziert. Hier erfolgt nach dem Reinigungsschritt eine chemische Desinfektion bei Temperaturen von maximal 65 °C.

Trocknung: Nach dem Abpumpen der letzten Spülflotte (aus der Thermodesinfektion) beginnt die Trocknung im RDG mit erhitzter gefilterter Luft. Je nach Spülgut (Metall- oder Kunststoffwerkstoffe) können unterschiedliche Temperaturen und Trocknungszeiten erforderlich sein. Die Temperatur bei der Trocknung sollte bei Kunststoffen niedriger eingestellt werden, um z. B. Überhitzungen und Verformungen zu vermeiden. Kunststoffe leiten Wärmeenergie sehr viel schlechter als Metalle (ab). Meist werden Anästhesie- und MIC-Instrumente bei 90 °C und Instrumente aus Metallen bei ca. 110 °C getrocknet. 15–20 Minuten sind als Trocknungszeit meist ausreichend. Längere Zeiten oder der Zusatz von Klarspülern zur Beschleunigung der Trocknung sind meist nicht notwendig. Auf Klarspüler sollte wegen der möglichen negativen Auswirkung auf die Wundheilung und auf Versprödung bestimmter (Polysulfon-)Kunststoffe völlig verzichtet werden. Es ist besser, Restfeuchte manuell bei der Instrumentenkontrolle oder mit medizinischer Druckluft (bzw. im Wärmeschrank) zu entfernen.

Alle Spül- und Prozessschritte im RDG werden automatisch durch Sensoren überwacht. Ein Abweichen von den eingestellten Prozessparametern würde unmittelbar zum Abbruch des automatischen Aufbereitungsprogramms durch das Gerät selbst führen. Die Programmierung lässt eine Manipulation des automatischen Programmablaufs durch AEMP-Mitarbeiterinnen und -Mitarbeiter nicht zu. Ein Sichtfenster im RDG ermöglicht die visuelle Kontrolle, ob alle Sprüharme rotieren oder einzelne z. B. durch Spülgut blockiert sind. Moderne RDG verfügen über eine automatische Überwachung der Drehzahl der Spülarme. Bei vorzeitigem Programmabbruch können nur die Tür zum unreinen Bereich geöffnet und das noch nicht vollständig gereinigte und nicht desinfizierte „Spülgut" für die Aufbereitung in einem funktionsfähigen RDG entnommen werden, falls der Fehler nicht durch das Personal oder die Haustechnik behoben werden kann. Alle Prozessparameter werden aufgezeichnet und dienen so auch dem Kundendiensttechniker als wichtige Information bei der Fehlersuche.

3.4 Aufbereitungsverfahren (manuell, teilmaschinell, maschinell)

Grundsätzlich lässt sich eine manuelle von einer maschinellen Aufbereitung nicht starr unterscheiden, da in jedem Fall neben den automatisierten Teilschritten händische Prozeduren erforderlich sind, etwa beim Beladen des Chargen- bzw. Beschickungswagen eines RDG (➤ Abb. 3.2). Besonders deutlich wird dies bei der Aufbereitung von zumeist semikritisch eingesetzten flexiblen Endoskopen, die als Erstes noch im Untersuchungs-

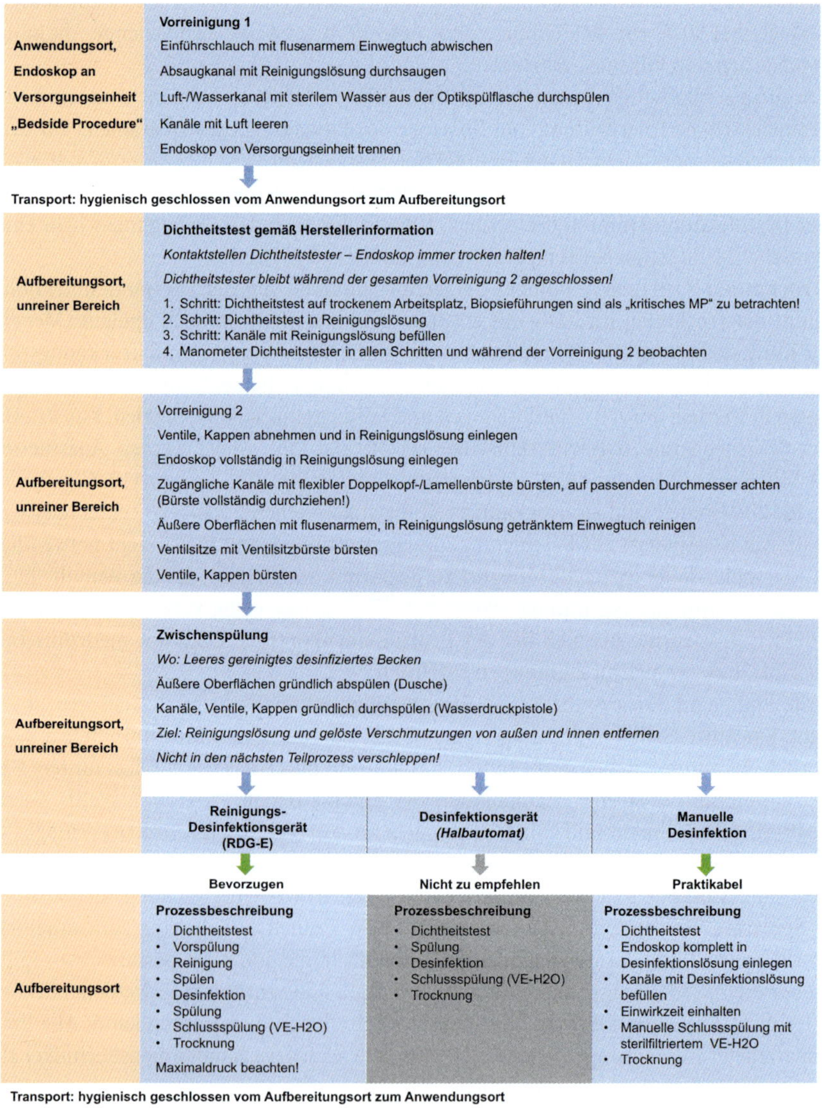

Abb. 3.2 Aufbereitungsverfahren gemäß KRINKO 2012 Anlage 8 (siehe FORUM Schriftenreihe, Band 33 „20 Jahre FORUM – Von der Reinigung zum Risikomanagement“) [L138]

raum neben der Patientenliege eine manuelle Spülung aller Kanäle erfahren müssen (sog. Bedside Procedure, WHO Reprocessing Guide 2016, S. 81–87 ff. https://iris.who.int/bitstream/handle/10665/250232/9789241549851-eng.pdf?sequence=1&isAllowed=y).

Daher sind zunehmend auch RDG-E (Reinigungs- und Desinfektionsgerät für Endoskope) in größeren AEMP anzutreffen. Besonders bei Neubauten findet das Verlagern der Aufbereitung von flexiblen Endoskopen aus der Endoskopieabteilung in die AEMP statt. Hier gibt es ausreichend geeignete Räumlichkeiten, alle Medien und ausreichend ausgebildetes wie erfahrenes Personal, das sich ausschließlich auf die Aufbereitung konzentrieren kann und somit dem Medizinprodukteanwender mehr Zeit „am Patienten" und für die Anwendung (Diagnose, Therapie) sowie Betreuung verschafft. Eine Abwägung der Vor- und Nachteile, Verfügbarkeit der Instrumente, z. B. durch Hol- und Bring-Dienst, muss vor Ort geprüft und entschieden werden.

RDG-E sind Reinigungs-Desinfektions-Geräte ausschließlich für flexible, thermolabile Endoskope. Die Desinfektion kann wegen der geringen Hitzetoleranz nicht physikalisch, sondern nur chemothermisch erfolgen. Dabei wird typischerweise entweder Peressigsäure, z. B. bei 40 °C, oder Glutaraldehyd, z. B. bei 60 °C, für den Desinfektionsschritt verwendet. Da beide desinfizierenden Chemikalien Proteine fixieren, kommt neben der Reinigungsphase in den RDG-E der manuellen, spülenden, und behutsam bürstenden händischen Vorreinigung große Bedeutung zu. Ohne eine unmittelbare „manuelle Vorreinigung" der flexiblen Endoskope (innen und außen unmittelbar nach erfolgter Endoskopie) ist die spätere Aufbereitung im RDG-E nicht sicher erfolgreich.

Bei der Schlussspülung im RDG-E können höhere Wasserqualitäten erforderlich sein, wenn das Endoskop ohne Sterilisation verwendet werden soll (z. B. Broncho-, Duodenoskop). Meist werden im Zulauf des RDG-E deshalb UV-Lampen oder „Sterilfilter" eingebaut oder es wird eine thermische Behandlung des Schlussspülwassers (mit Abkühlung vor Anwendung im RDG-E) zur Keimreduktion durchgeführt, um die erforderliche mikrobiologische Qualität zu erreichen und für eine gewisse Zeit zu bewahren.

MERKE

Da sich in RDG-E Biofilme aus Mikroorganismen bilden, die von der chemothermischen Desinfektion nicht erreicht werden, müssen RDG-E in von den Herstellern der Instrumente angegebenen Abständen (ohne flexible Endoskope) einer thermischen Selbstdesinfektion unterzogen werden.

3.4.1 Manuelle Aufbereitung

Die manuelle Aufbereitung von Medizinprodukten ist bei unkritischen (Blutdruckmanschette, Stethoskop) und semikritischen Medizinprodukten (z. B. abdominelle, vaginale, rektale Ultraschallsonde, TEE-Sonde) üblich. Diese erfolgt gegenwärtig überwiegend dezentral durch die Anwender. In den meisten Fällen liegen aber weder die erforderliche Sachkenntnis noch der Nachweis einer Validierung vor, um eine sachgerechte Aufbereitung vor Ort durchzuführen. Oft sind die Räumlichkeiten auch nicht für eine Aufbereitung geeignet. Auch bei semikritischen Medizinprodukten sollte nach Möglichkeit eine maschinelle Aufbereitung stattfinden. Leider ist dies bei einigen semikritischen Medizinprodukten, z. B. Ultraschallsonden, gegenwärtig noch nicht möglich. Oft beschränkt sich die manuelle Aufbereitung vor Ort ausschließlich auf die Reinigung und Desinfektion mit einer Wischdesinfektion und geschieht meist durch „Ready-to-use-Wischtücher". Die manuelle Aufbereitung eines Medizinprodukts ist ebenso wie dessen maschinelle Aufbereitung zu validieren.

In der AEMP werden semikritische Medizinprodukte in kleinem Umfang (z. B. Flow-Sensoren von Beatmungs- und Lungenfunktionsgeräten) manuell aufbereitet.

Optimal für manuell aufbereitete semikritische und kritische Medizinprodukte wäre die anschließende Sterilisation. Auch in diesem Fall ist die manuelle Reinigung zu validieren.

MERKE

Nach Entnahme des Medizinprodukts aus der Verpackung ist eine Funktionskontrolle im OP-Saal vor dem Einsatz am Patienten unbedingt erforderlich.

3.4.2 Manuelle Aufbereitung mit maschineller Unterstützung durch Ultraschallbad/Steamer

Bei der ausschließlich manuellen Aufbereitung empfiehlt sich die Ultraschallbehandlung, z. B. Flow-Sensoren für die Lungenfunktion (Herstellerinformationen beachten). Nach der Reinigung im Ultraschallbad (➤ Abb. 3.3) erfolgt ein Abspülen mit VE-Wasser. Anschließend kann das so vorgereinigte Medizinprodukt im chemischen Tauchdesinfektionsbad desinfiziert werden. Die jeweiligen Verfahren, Einwirkzeiten und Konzentrationen sind dem Hygiene- und Desinfektionsplan zu entnehmen. Nach der Entnahme aus dem Des-

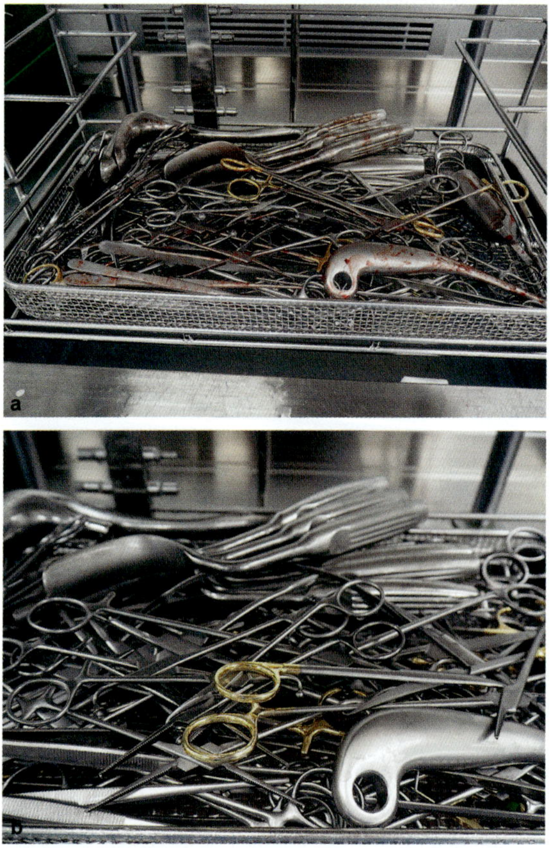

Abb. 3.3 5 Minuten Vorreinigung im Ultraschallbad **a** vorher, **b** nachher.
Anmerkung: Die Wirkung ist sichtbar. Es ist daher plausibel, dass eine Laboruntersuchung nicht erfolgt, da keine zusätzlichen Erkenntnisse (bei unbekannter klinischer Ausgangsverschmutzung) zu erwarten sind. Ergebnis: "sichtbar sauber". [P1291]

infektionsbad müssen die Flow-Sensoren erneut abgespült werden (keimfreies Wasser als „aqua purificata“ gemäß Europäischem Arzneibuch [Ph. Eur.]).

Alle manuellen Verfahren sind durch SAA innerhalb eines QM-Systems zu definieren und müssen jedem Mitarbeitenden bekannt und jederzeit (vor Ort) zugänglich sein. Wichtige Warnhinweise zur Arbeitssicherheit sind regelmäßig zu schulen und schriftlich dokumentiert nachzuweisen. Warnschilder bzw. Hinweistafeln können – z. B. als abwischbares Laminat, sichtbar im Aufbereitungsraum angebracht – das Risiko senken.

Neben Bürsten, Tüchern und Schwämmen bietet ein Dampfgerät **(Steamer)** eine gute Möglichkeit der Unterstützung bei der manuellen Reinigung. Hitzestabile Medizinprodukte (z. B. Raspatorium, bipolare Instrumente) können damit schonend und ohne Zerkratzen oder sonstige Beschädigung von Schmutz befreit werden. Der Dampfdruck ist einstellbar und liefert über einen Handgriff einen gebündelten Dampfstrahl, der auch gut in Spalten und Hohlräume gelangt. Dies geschieht im unreinen Bereich unter einer Absaughaube, damit keine kontaminierten Tropfen oder Aerosole in der Raumluft das Personal gefährden und sich auf Flächen niederschlagen, sowie mit kollektiver (KSA; z. B. durch höhenverstellbare, transparente Haubenabdeckung mit Wrasenabsaugung) und persönlicher Schutzausrüstung (PSA; ➤ Abb. 3.4).

Bei allen Aufbereitungstätigkeiten müssen die einzelnen Prozesse visuell (und taktil) beurteilt werden. Es empfiehlt sich deshalb im unreinen Bereich neben einer (LED-)beleuchteten **Lupenlampe** (Vergrößerung 2–3 Dioptrien) auch eine optimierte Raumbeleuchtung, die am sog. **Feinarbeitsplatz** eine visuelle Beurteilung erleichtert bzw. ermöglicht. Raumlichtschaltungen bis 2000 Lux sollten in einer modernen AEMP überall vorhanden sein.

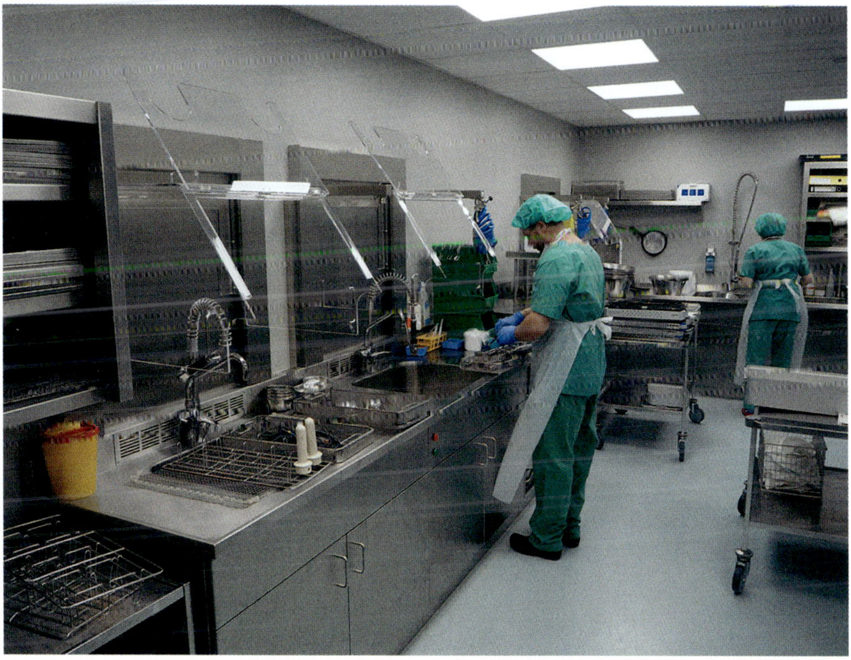

Abb. 3.4 KSA und PSA unreiner Bereich: Spülzeile mit Waschbecken und Ultraschallgerät zur Vorbereitung (Sortieren, Vorreinigung) der maschinellen Aufbereitung im RDG (Spülbecken jeweils mit Dusche, Spritzschutz und Wrasenabsaugung) [P1291]

MERKE

Eine optimierte und ausreichende Beleuchtung ermöglicht die visuell-taktile Beurteilung der Reinigung sowie ein rechtzeitiges Erkennen von Gefahren (Spitzen, scharfe Schneiden, offene Flüssigkeiten). Sie wirkt einer frühzeitigen Ermüdung des Personals entgegen und dient so der Sicherheit des Anwenders, Dritter und indirekt auch der Patientensicherheit.

3.4.3 Maschinelle Aufbereitung

In Europa hat sich die maschinelle Aufbereitung von Instrumenten seit ca. 20 Jahren als Stand der Technik durchgesetzt. Der optimierte Einsatz von Energie, Chemie, Mechanik und Zeit im Sinner-Kreis (Zeitschrift Getränkeindustrie 2004) zusammen mit dem abreichernden Transport- bzw. Reinigungsmittel Wasser führt zu ständigen Verbesserungen, auch im Hinblick auf die geeignete Beladungskonfiguration im Chargenwagen sowie der geeigneten Besprühung/Durchspülung des Spülguts (➤ Abb. 3.5).

PRAXISTIPP

Gute **Arbeitsbedingungen** (GLP = Good Laboratory Practice) sind dabei die Voraussetzung für gute **Arbeitsergebnisse** (GM = Good Manufactory Practice). Da die Aufbereitung von Medizinprodukten ein äußerst komplexer Vorgang und im Einzelnen nicht vollständig erfassbar ist, kommt den Bemühungen der DGSV e.V., neben Sachkunde- und Fachkundelehrgängen ein neues Berufsbild zur „Fachkraft für Medizinprodukte/FMA" einzurichten, besondere Bedeutung zu.

MERKE

Für die NTDF- sowie die H_2O_2-Sterilisation müssen alle Medizinprodukte und die Verpackung absolut trocken sein. Deswegen sind poröse (textile) Medizinprodukte wie Tupfer und Kompressen für dieses Verfahren ungeeignet.
Bis auf Vlies können bei der NTDF-Sterilisation Aluminiumcontainer, Kunststoffcontainer bzw. spezielle Papier-Folien-Verpackungen verwendet werden.

3.5 Packbereich (reiner Bereich)

Die frühere Bezeichnung unrein → rein (also sauber und keimarm) → steril für die drei voneinander abgetrennten Räumlichkeiten verdeutlichte gleichzeitig die jeweiligen „Zwischenergebnisse der Dekontamination" der Medizinprodukte (unrein, rein, steril). Die Aufgaben „Reinigen, Packen, Sterilisation" finden sich in Raumbezeichnungen einer AEMP wieder, zwischen Reinigen und Packen befindet sich die RDG-Zeile, die beide Räume voneinander raumhoch trennen soll. In einer großen AEMP besteht diese Trennwand fast nur aus den RDG und ggf. einer Containerwaschanlage. Es besteht noch ein geringer Blickkontakt zwischen dem unreinen und dem reinen Bereich (➤ Abb. 3.6) über die Rückgabeschleuse für die Beschickungswagen und durch die Glastüren der RDG, soweit die Gischt durch die Sprüharme den Blick zulässt. Aus hygienischen Gründen ist der Wechsel des Personals von der unreinen zur Packzone nach Ablegen der Schutzkleidung und Händedesinfektion möglich. Personaltoiletten und eine Duschmöglichkeit im unreinen Bereich befinden sich meist innerhalb der Umkleiden-/Personalschleusen.

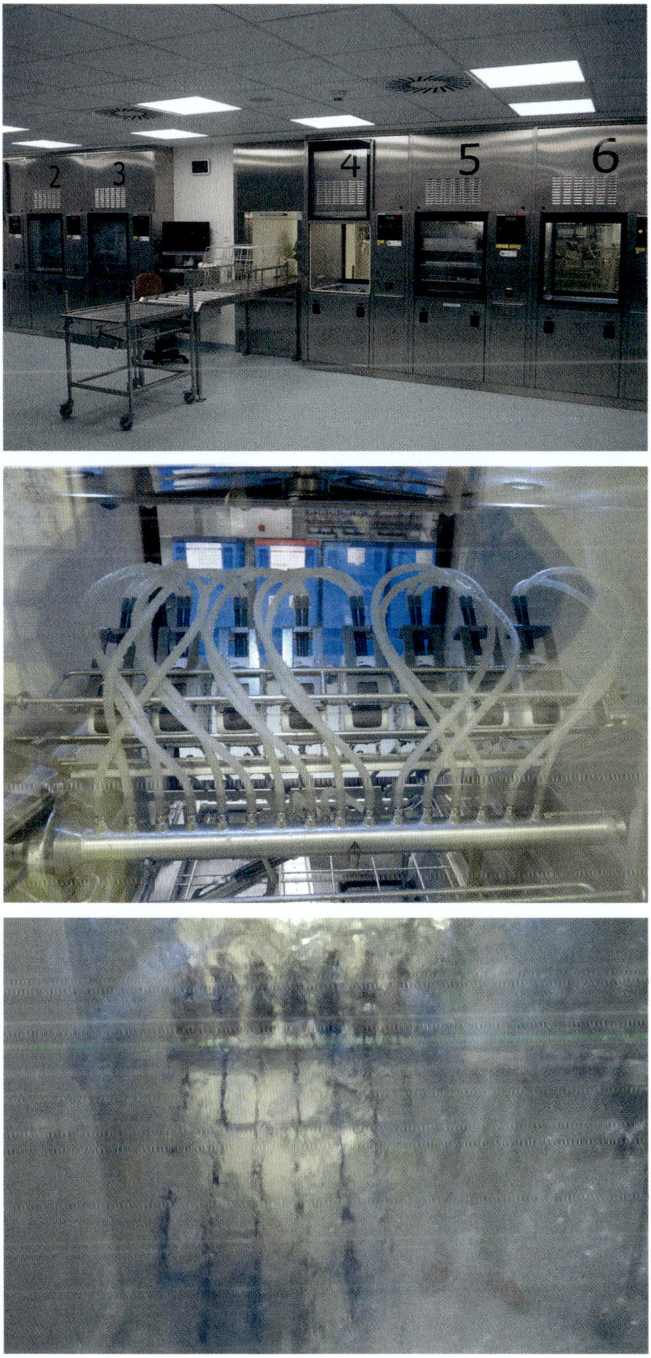

Abb. 3.5 Oben: RDG-Zeile unreiner Bereich/Beladeseite [P1291]
Mitte: RDG in der Reinigungsphase. Hier sieht man die Wasserwellen aus den Sprüharmen aufgrund der gläsernen Beladungs-/Entladungstür (MIC-Beschickungswagen mit Roboterinstrumenten)
Unten: RDG während der Trocknungsphase. Blick vom Packbereich durch die RDG-Kammer in den Reinigungsbereich (im Hintergrund ist die Reinigungschemie in Fässern zu sehen

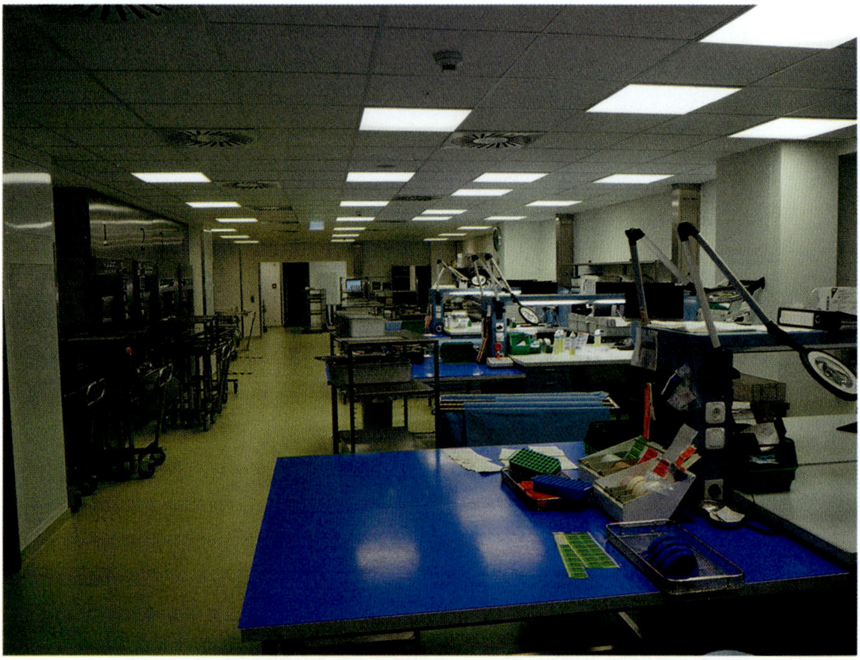

Abb. 3.6 Reine Seite der ZSVA/AEMP [P1291]

Besucher der AEMP müssen aus hygienischen Gründen keine Bereichskleidung oder Schutzkleidung (unreiner Bereich) tragen. Sie können alle Bereiche der AEMP besichtigen unter der Voraussetzung, unaufgefordert nichts anzufassen (trotz Händedesinfektion). Bei Betreten des Sterilgutlagers sind jedoch Bereichsschuhe und ein unsteriler Schutzmantel empfehlenswert (Signalwirkung an die Anwesenden).

MERKE

Bis 30 cm über dem Boden wird als schmutzig betrachtet und bleibt vom Wischen frei

Jedes Krankenhaus legt jedoch die Hygienemaßnahmen für sich selbst fest und beschreibt diese in den Dokumenten „Hygieneplan und Desinfektionsplan" innerhalb des QM.

Erfahrungsgemäß werden Gegenstände und Flächen, die sich innerhalb von 30 cm über dem Fußboden befinden, als kontaminiert betrachtet.

Der Packbereich muss genügend Platz und Ausstattung für die Aufgaben und Tätigkeiten bieten. Bei der Planung müssen die Flächenbedarfe anhand von Kapazitätsberechnungen und dem nötigen Platzbedarf für Personal und Ausstattung berechnet werden. Wir empfehlen u. a., eine geräuschdämpfende, feucht wischbare (also desinfizierbare) und nicht reflektierende Oberfläche für die Packtische zu wählen. Die DGSV e. V. gibt auch hier durch ihre Empfehlungen wertvollen Rat im Fachausschuss Bau.

3.5.1 Prüfung auf Sauberkeit, technische Sicherheit, Montage zerlegter Medizinprodukte, Funktionskontrolle

Der Betreiber (Träger des Krankenhauses bzw. Geschäftsführung) ist für die Gewährleistung der technischen Sicherheit eines aufbereiteten Medizinprodukts zuständig. Der Betreiber ist verpflichtet, die AEMP mit geschultem Personal, ausreichenden Räumlichkeiten und adäquater apparativer Ausstattung ausreichend zu versorgen, damit die gestellten Aufgaben zur Aufbereitung von Medizinprodukten erfüllt werden können. Die Mitarbeiter der AEMP überprüfen Sauberkeit, technische Sicherheit und Funktionsfähigkeit der aufbereiteten Medizinprodukte, soweit es ihnen möglich ist, und betreiben die Instrumentenpflege vor dem Verpacken und der Sterilisation. Nach der Sterilisation ist eine Kontrolle ohne Öffnung bzw. Zerstörung der Sterilverpackung nicht mehr möglich. Bei sehr kleinen (Mikro- und MIC-)Instrumenten muss die visuelle Beurteilung auf Sauberkeit und Schäden in der AEMP bei optimierten Lichtverhältnissen und einer optischen Vergrößerung (LED-Lupenlampe, ➤ Abb. 3.7) geschehen. Die Grundbeleuchtung pro m^2 Packtisch soll mindestens 1000 Lux betragen, um ein anstrengungsfreies dauerhaftes visuelles Beurteilen (auch mittels Lupenlampe) zu ermöglichen. Die Überprüfungen dürfen nicht zu einer Rekontamination der aufbereiteten Medizinprodukte führen (➤ Abb. 3.8). Auch Partikel/Fasern von sterilen Prüfstoffen (Trikotstoff) zur Ermittlung der Schneidfähigkeit, z. B. von

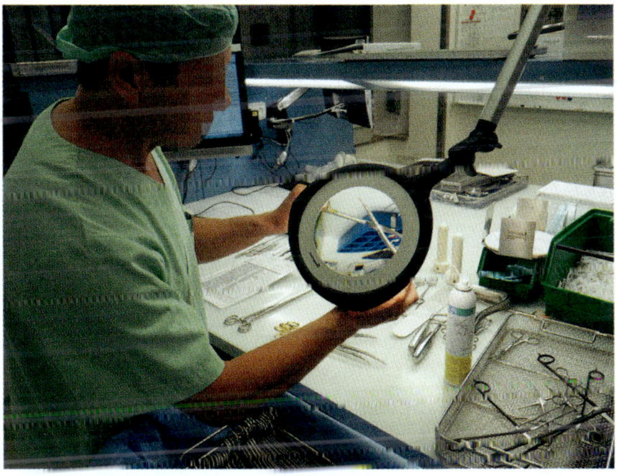

Abb. 3.7 Am Packtisch: Prüfung auf Sauberkeit mithilfe der LED Lupenlampe [P1291]

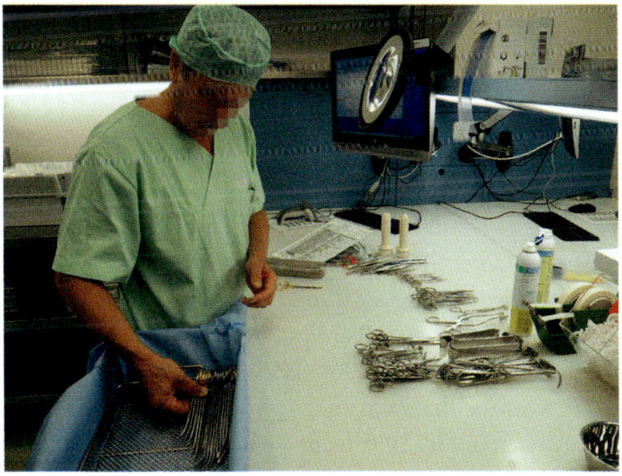

Abb. 3.8 Siebzusammenstellung: „Sieb packen" nach Packliste [P1291]

Scheren, müssen mit 70 % Alkohol unmittelbar nach der Prüfung entfernt werden. Pflegemittel dürfen weder toxisch sein noch die Sterilisation behindern. Paraffinöle (= Instrumentenöl) müssen deshalb der Europäischen Pharmakopöe (Ph. Eur.) entsprechen, auch hinsichtlich der Anforderungen (Lasten-, Pflichtenheft, z.B. Dampfdurchlässigkeit).

Unabhängig von den Überprüfungen in der AEMP ist der Anwender stets verpflichtet (Vier-Augen-Prinzip), unmittelbar vor der Anwendung die **Funktion** und Sauberkeit des Medizinprodukts nach seinen Möglichkeiten (am OP-Tisch) zu überprüfen (visuell, händisch).

PRAXISTIPP

Keine **Montage** oder mechanische **Funktionskontrolle** vor dem Abkühlen und Ölen der (Gelenk-)Instrumente (Herstellerangabe) aus dem RDG. Herstellerangaben beachten (MPBetreibV)!

Werden bei den Überprüfungen Mängel erkannt, die nicht von der AEMP behoben werden können, müssen die Medizinprodukte ausgesondert (QM) und gegen intakte Medizinprodukte ausgetauscht werden. Auffälligkeiten wie Korrosion, Rost, Restverschmutzungen, technische und funktionelle Mängel werden mittels einer geeigneten Statistik kontinuierlich erfasst und analysiert. Eine zielführende Dokumentation ermöglicht Rückschlüsse auf Fehlerursachen. Zufällige und menschliche Fehler sind möglichst von funktionellen oder systematischen Fehlern zu trennen. Deren Beseitigung wird nur durch eine Dokumentation und geeignete Ursachenanalyse erleichtert, wichtig z. B. für die Kommunikation mit den Herstellern, im Gewährleistungs- und im Haftungsfall (QM).

MERKE

Das AEMP-Personal führt keinerlei Reparaturen durch! Es können nur einzelne Instrumententeile oder Verschleißteile wie Dichtungen, Federn, Membranen, Filter ausgetauscht und ersetzt werden, falls dies die Herstellerangaben so vorsehen.

Zunehmend werden Prüfgeräte eingesetzt, die die **technische Funktion und Sicherheit** messen und bestätigen können. So können z. B. die elektrische Sicherheit der Isolation von MIC-Instrumenten und Bipolar-Pinzetten, die optische Funktion von Kaltlicht-Faserkabeln und starren Optiken mit geringem Aufwand sicher erkannt werden. Diese Geräte sind meist der visuellen Beurteilung überlegen und sollten deshalb verwendet werden. Kontrollen sollen anhand von SAA durchgeführt werden. Die Dokumentation kann z. B. durch Prüfprotokolle/Checklisten erfolgen (siehe auch Protokoll der Routinekontrollen sowie der sicherheitstechnischen Kontrollen [STK] und medizintechnischen Kontrollen [MTK] – QM-Handbuch).

Pflege, Wartung und Instandsetzung erfolgen unter Berücksichtigung der Angaben des Herstellers. Dieser gibt auch die maximalen Aufbereitungszyklen einzelner Medizinprodukte vor, sofern eine Begrenzung bei der Inverkehrbringung als angemessen notwendig festgelegt wurde. Das setzt in diesen Fällen jedoch eine lückenlose Rückverfolgbarkeit der Verwendungs- und Aufbereitungszyklen voraus. Dies ist z. B. durch das Anbringen einer Unique Device Identification (UDI) am Medizinprodukt möglich. Werden Medizinprodukte über die maximal zulässigen Wiederaufbereitungszyklen hinaus erneut aufbereitet, trägt der Betreiber und nicht mehr der Hersteller die Verantwortung für die Produktsicherheit.

3.5.2 Verpackung kritischer Medizinprodukte vor der Sterilisation

Die Verpackung **vor** der Sterilisation besteht i. d. R. aus genormten (DIN EN ISO 58953) Sterilbarrieresystemen (SBS). Zusätzlich können die SBS **nach** der Sterilisation mit einer Schutzverpackung (Staubschutzhülle, Transportverpackung) versehen werden. In der AEMP üblich sind Hartverpackungen aus Aluminium oder Kunststoff als Container (wie PPSU/Polyphenylsulphon) und Weichverpackungen aus Vlies oder Papier-Folien-Verpackungen. Vlies gibt es mit Zellstoffanteil plus Polyester (PET), z. B. 50 : 50, oder aus 100 % Polypropylen (PP), sog. SMS-Vlies, einer Kombination aus stärkeren Fäden und Schmelzfäden. Die Verpackung muss für das jeweilige Sterilisationsverfahren geeignet sein (➤ Tab. 3.1).

Die Verpackung muss das sterilisierende Agens (z. B. Dampf) passieren lassen, schützt das Medizinprodukt und gewährleistet die Sterilität bis zur Anwendung innerhalb einer Lagerzeit mit definiertem Verfalldatum (DIN EN ISO 58953).

Folien-Papier- (Folie aus Verbund von PET/PP) und Tyvek®-Vlies-Verpackungen werden in einem validierten Verfahren mit einem Siegelnahtgerät (bei unterschiedlichen Temperaturen) verschlossen (➤ Tab. 3.2). Die Geräte müssen regelmäßig gewartet (kalibriert, justiert) und validiert werden, um die Dichtigkeit der Siegelnähte zu gewährleisten. Eine tägliche einfache Routineüberprüfung der Siegelnaht ist erforderlich. Vor und nach der Sterilisation findet eine chargenbezogene Sichtprüfung dieser „Weichverpackungen“ auf Beschädigung der Siegelnaht und der Verpackung statt (➤ Abb. 3.9). Davon unberührt bleibt die Verpflichtung zur Prüfung unmittelbar vor dem Öffnen (vor der Anwendung).

Tab. 3.1 Kompatibilität von Sterilverpackungen für unterschiedliche Sterilisationsverfahren (modifiziert nach DGSV Empfehlung des Fachausschusses Qualität Nr. 79 – Zentralsterilisation 3/2013)

Verpackungsart	Feuchte Hitze (Dampf)	Trockene Hitze (Heißluft)	EO (Ethylenoxid)	FO (Formaldehyd-Wasserdampf)	VH_2O_2 (verdampftes H_2O_2)
Papier (Papierbeutel, Krepp)	ja	nein	ja	ja	nein
Vlies mit Zellstoffanteil	ja	nein	ja	ja	nein
Polypropylen-Vliese (SMS)	ja	nein	ja	ja	ja
Klarsichtverpackung aus Papier/PET/PP- Folie	ja	nein	ja	ja	nein
Klarsichtverpackung aus Tyvek/pET/pE	ja	nein	ja	ja	ja
PETP (Polyester) Folie	nein	ja	nein	nein	nein
Sterilisierbehälter mit Filter, Ventil	ja	nein	nein	nein	nein
Aluminiumfolie	nein	ja	nein	nein	nein
Hermetisch verschlossene Behälter aus Metall oder Glas	nein	ja	nein	nein	nein

Tab. 3.2 Verschlusstechniken von Sterilverpackungen

	Klarsichtsterilisierbeutel bzw. -schläuche		Papierbeutel	Container	Bogenverpackung Papier/Vlies
Verschlussmethode	heißsiegelfähig	Klebefläche	heißsiegelfähig	mechanisch	Falttechnik/ Klebeband
Manuelle Verschlusstechnik	nein	ja	nein	ja	ja
Maschinelle Verschlusstechnik	ja	nein	ja	nein	nein
Verpackungs-Prozess validierbar	ja	ja/nein[1]	ja	ja	ja
Für Verpackung zutreffende Norm	DIN EN ISO 11607-1 DIN EN 868-5		DIN EN 868-4	DIN EN ISO 11607-1 DIN EN 868-8	DIN EN ISO 11607-1 DIN EN 868-2
Für Verschluss zutreffende Norm	DIN ISO/TS 16775 DIN EN 58953-7			DIN ISO/TS 16775 DIN EN 58953-9	DIN ISO/TS 16775 DIN EN 58953-7

[1] Nur wenn der Hersteller die Verpackung mit CE-Zeichen und Beschreibung des Validierungsverfahrens in Verkehr bringt, kann der Nutzer davon ausgehen, dass es sich um ein zugelassenes und validierbares Verfahren handelt

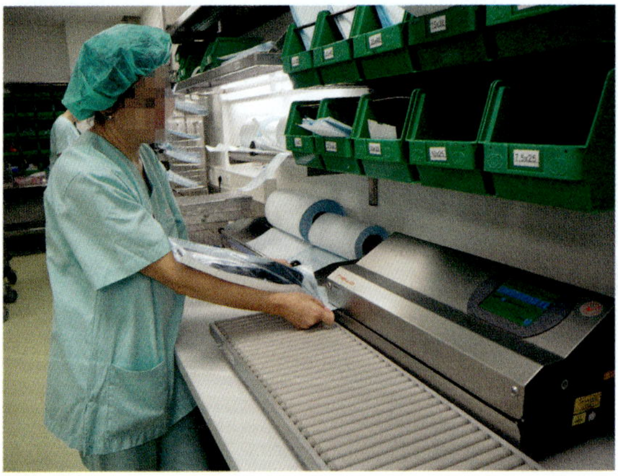

Abb. 3.9 Verschluss einer Weichverpackung Papier/Folie mit dem Siegelnahtgerät [P1291]

Die Validierung von Verpackungsprozessen nach ISO 11607-2 kann nach der (aktuellen) DGSV-Leitlinie durchgeführt werden.

3.5.3 Verpackung semikritischer Medizinprodukte als Schutz vor Rekontamination

Bisher gibt es keine Verpackungsnorm für semikritische Medizinprodukte. Die KRINKO beschreibt den geforderten keimarmen Zustand und die Anwendung der Medizinprodukte an krankhaft veränderter Haut und unsteriler Schleimhaut. Als Lagerungsort gibt die

KRINKO eine kontaminationsgeschützte Lagerung (z. B. Schublade), als „Verwendungsfrist" die alsbaldige Verwendung (z. B. arbeitstäglich) an. Hinweise für eine für semikritische Medizinprodukte geeignete Verpackung (Sicherheitstasche) sowie die Validierung des Verpackungsprozesses gibt es im Schriftenband 28 des FORUM Medizinprodukte und Prozesse (Amann und Krüger 2016). Wasser- und staubdichte Sicherheitstaschen aus Plastikfolie ermöglichen eine hygienische Lagerung von semikritischen Medizinprodukten über Jahre.

MERKE

Ökologie und Nachhaltigkeit werden auch in der Aufbereitung von Medizinprodukten bedeutsam. Aber ohne Verpackung gibt es kein steriles Medizinprodukt. Das sterile Medizinprodukt muss sich von der Außenwelt abgrenzen, um seine Sterilität zu behalten (Sterilbarriere). Solange die Verpackung unbeschädigt (und trocken geblieben) ist, kann die Sterilität innerhalb der Lagerfristen (z. B. 6 Monate nach DIN EN 58953, bei geschützter Lagerung/KRINKO) angenommen werden. Somit ist die Verpackung ebenso wichtig wie die Reinigung und Sterilisation, da ohne diese Teilprozesse das Gesamtergebnis „steriles Medizinprodukt" nicht möglich ist.

MERKE

RKI-KRINKO: Auch bei Medizinprodukten, bei denen die Aufbereitung mit einer Desinfektion endet, muss die erfolgte Durchführung des Prozesses für den Anwender erkennbar sein (QM).

3.5.4 Verpackungsarten und Verpackungssysteme

Alle Systeme von Sterilgutverpackungen haben Stärken und Schwächen, Vor- und Nachteile. Betreiber, Anwender und Aufbereiter müssen vor Ort mit ihren Möglichkeiten und Ansprüchen die für ihre Medizinprodukte geeignete Verpackung ermitteln. Für größere Krankenhäuser kann ein „Sowohl-als-auch" die Anwendung beider Systeme „Hart- und Weichverpackung" zulassen, um beim Überwiegen der Vorteile das jeweilige System anwenden zu können. Weichverpackung wird es immer geben, da nur so Einzelinstrumente sinnvoll verpackt werden können. Schwere Medizinprodukte und Gewichte lassen sich besser in einen Container verpacken und stapeln. Es ist also eine individuelle „Je-nach-Bedarf"-Entscheidung, die von allen Beteiligten gemeinsam entschieden werden sollte, um möglichst alle Bedürfnisse abzubilden.

Hygiene, hier in Form von Barrieresystemen zur Infektionsprävention, ist aufwendig und verbraucht Ressourcen (Energie, Wasser, weitere Betriebsstoffe). Bei allen Prozessen der Aufbereitung müssen auch Umweltbelange wie Ressourcenschonung, Nachhaltigkeit und Umweltfreundlichkeit beachtet werden. Alle Medizinprodukte und somit auch Verpackungssysteme benötigen Rohstoffe, Chemie, Energie und verursachen Personalkosten zu deren Herstellung, Aufbereitung und Entsorgung. Ob Einweg oder Mehrweg – alle.

Verpackungssysteme können ohne Beeinträchtigung ihrer Umwelt nicht produziert und betrieben werden. Auch bei den Verpackungssystemen müssen konkrete Berechnungen durchgeführt werden, die zur Entscheidungsfindung beitragen, welches das beste System für das jeweilige Krankenhaus und seine Möglichkeiten ist. Je nach Variabilität von Rohstoff-, Energie-, Chemie- und Personalkosten können sich die Argumente rasch ändern und das ein oder andere Verfahren teurer oder billiger machen. Wer mit mehreren Systemen gleichzeitig arbeitet, kann flexibler reagieren und sofort auf die geeignetere Verpackung zurückgreifen.

KAPITEL

4 Sterilisation und Verfahren – Be-/Entladezone, sterile Seite AEMP

4.1 Beladezone (reiner Bereich), Entladezone/steriler Bereich

MERKE

Sterilisation ist kein Ersatz für Reinigung und Sauberkeit. Man kann (z.B. semikritische) Medizinprodukte reinigen, ohne zu sterilisieren, aber niemals sterilisieren, ohne vorher zu reinigen! Bezeichnungen wie „steriler Schmutz" weisen auf Versagen in der Aufbereitung hin und dienen als Ausrede.

„Steril" bedeutet nach DIN 58900, Teil 1 „frei von vermehrungsfähigen Mikroorganismen". Nach der Europäischen Pharmakopöe sowie der für Medizinprodukte geltenden

DIN EN 556 wird „steril" mathematisch mit der Wahrscheinlichkeit von 10^{-6} angegeben. Das bedeutet, dass die Wahrscheinlichkeit des Vorhandenseins eines einzelnen vermehrungsfähigen Organismus < 1 : 1 Mio. beträgt.

Bei der Sterilisation von Medizinprodukten in der AEMP ist das sicherste, umweltfreundlichste und am meisten angewandte Verfahren die **Dampfsterilisation** mit gesättigtem Reinstdampf, genauer: Oberflächensterilisation durch kondensierenden Wasserdampf. Gemäß der KRINKO-Empfehlung zur Aufbereitung von Medizinprodukten (2012) gilt für Medizinprodukte der Kategorie „kritisch B": Immer, wenn eine Dampfsterilisation möglich ist, muss dieses Verfahren eingesetzt werden. Dies gilt für alle hitzestabilen Medizinprodukte. Für thermolabile, steril zur Anwendung kommende Medizinprodukte gibt es in der AEMP bisher drei Sterilisationsverfahren (innerhalb der EU nur mit einem zertifizierten QM). Die KRINKO/das RKI formuliert die Möglichkeit für den Betreiber, auch ohne zertifiziertem QM, Kritisch-C-Medizinprodukte mit Niedertemperatur-Sterilisationsverfahren zu sterilisieren. Wenn in den Herstellerangaben zur Aufbereitung von Medizinprodukten validierte Sterilisationsverfahren mit H_2O_2, Formaldehyd oder Ethylenoxid benannt wurden, darf in Deutschland auch ohne QM-Zertifikat mit diesen Verfahren sterilisiert werden.

MERKE

Die hier genannten Sterilisationsverfahren wirken nur partiell gegen das Prion-Protein. Die Dampfsterilisation bei 5 Minuten Haltezeit und 134 °C hat eine gewisse denaturierende und inaktivierende Wirkung gegenüber dem Prion, wobei eine Verlängerung der Haltezeit auf 18 Minuten diesen Effekt verstärken kann. Gleiche partielle Wirkung gilt für die H_2O_2-Sterilisation. Als weitere Voraussetzung für eine Verringerung der Prionen (Abreicherung) gilt mittlerweile in Deutschland eine Reinigung im alkalischen Bereich bei pH > 10.

4.2 Dampfsterilisation für thermostabile Medizinprodukte

MERKE

Die Dampfsterilisation ist das Mittel der ersten Wahl. Sie ist allen anderen Verfahren vorzuziehen. Bei thermostabilen Medizinprodukten der Kategorie „kritisch B" ist sie generell anzuwenden.

Die Dampfsterilisation mittels Verfahren mit gesättigtem Wasserdampf (DIN EN ISO 17665-1/2, in Sterilisatoren DIN EN 285, DIN EN 13060) geschieht in validierten Prozessen. Die Validierung bestätigt auch hier die Eignung des Sterilisationsverfahrens im Zusammenhang mit der Beladung inklusive der Fähigkeiten und Fertigkeiten des Bedienpersonals. Moderne Geräte übernehmen und speichern alle relevanten Prozessdaten (IT) und erkennen Abweichungen. Der Programmablauf erfolgt immer automatisch. Nur ein störungsfreier Programmablauf lässt die Entladetüren öffnen. Jegliche signifikante Programmabweichung von Druck, Vakuum, Temperatur und Zeit würde zum Abbruch führen. Trotz der hohen Zuverlässigkeit ist eine Überwachung durch qualifiziertes Personal notwendig. Das zur Chargenfreigabe befähigte Personal muss zuvor im QM-Handbuch bzw. Dienstplan benannt sein. Für die Chargenfreigabe (einer Dampfsterilisation) innerhalb einer AEMP ist mindestens Fachkunde I zum Technischen Sterilisationsassistenten (DGSV e. V.) erforderlich.

Reiner, gesättigter Wasserdampf (VE-Wasser Qualität nach DIN EN 285) ist ein ideales Sterilisiermittel und wird aus voll entsalztem (VE) Wasser durch Erhitzen hergestellt. Die Wärmeübertragung erfolgt durch Kondensation (Umwandlung von gasförmigem Dampf in flüssiges Kondenswasser) außerordentlich schnell. Wasserdampf ist unsichtbar. Was wir meinen zu sehen, ist bereits kondensierter Dampf, Kondensat. Wasserdampf ist ungiftig und erreicht bei geeigneter Verfahrensführung während der Sterilisation alle Oberflächen in porösen Medizinprodukten (Textil, Zellstoff, Vlies), Spalten (Klemmen und Scheren) und Hohlräumen (Trokare, Schläuche), sofern daraus vorher die Luft entfernt wurde (fraktioniertes Vorvakuum).

Vor dem Hintergrund einer mehr als 100-jährigen Erfahrung mit der Dampfsterilisation und auf Basis der Erkenntnisse zur Abtötungskinetik genügt die Parameterüberprüfung für die Chargenfreigabe und Qualitätssicherung.

Im Routinebetrieb einer AEMP ist eine zusätzliche mikrobiologische Überprüfung der Wirksamkeit eines Dampfsterilisationsverfahrens durch Sporenstrips nicht notwendig. Nicht sinnvoll ist auch der Nachweis des SAL durch Prüfungen der Sterilität definierter Medizinprodukte.

4

Die in Dampfsterilisatoren für Medizinprodukte üblichen Sterilisationstemperaturen sind durch die DIN EN 285 festgelegt:

- 121 °C: Haltezeit (Einwirkzeit) 15 Minuten, Sterilisierzeit 20 Minuten.
- 134 °C: Haltezeit (Einwirkzeit) 3 Minuten, Sterilisierzeit 5 Minuten.

National können in europäischen Staaten wegen der Inaktivierung von Prionen auch längere Haltezeiten erforderlich sein.

Chemoindikatoren sind nur dann sinnvoll, wenn sie den Nachweis einer ungenügenden Luftentfernung aus dem Sterilisiergut bzw. eine Verunreinigung des Reinstdampfs durch nicht kondensierbare Gase anzeigen. Chemoindikatoren vom Typ 2 in Kombination mit Prüfkörpern Process Celling Device (PCD) bilden gemeinsam das Indikatorsystem. Ansonsten informiert die geräteseits integrierte physikalische Verlaufskontrolle von Druck und Temperatur ausreichend über den korrekten Prozessverlauf.

Das Speisewasser für die Erzeugung des gesättigten Reinstdampfs muss mittels mikrobiologischer Überprüfung und chemischer Analyse enthaltener Verunreinigungen einmal im Jahr untersucht werden. Die DIN EN 285, die Produktnorm für Dampfgroßsterilisatoren im Gesundheitswesen, enthält eine Tabelle zu Grenzwerten der Rückstände in der Qualität des Speisewassers. Die ISO EN DIN 17665 „Sterilisation von Produkten für die Gesundheitsfürsorge – Feuchte Hitze – Teil 1: Anforderungen an die Entwicklung, Validierung und Lenkung der Anwendung eines Sterilisationsverfahrens für Medizinprodukte" beschreibt u. a. die Prozessvalidierung.

Dampfsterilisatoren mit Fassungsvermögen unter 1 StE sind gegenwärtig in AEMP nicht üblich, werden überwiegend in Arztpraxen betrieben und sind unter der DIN EN 13060 normativ beschrieben.

Das Prinzip der Dampfsterilisation ist ein Druckkessel, der erhitztes bzw. siedendes (VE-) Wasser unter stark erhöhtem Druck hält und dadurch den Siedepunkt entsprechend erhöht. Am kühleren Medizinprodukt kondensiert der unsichtbare Wasserdampf zu sichtbarem Kondensat, überträgt dabei unmittelbar Kondensationswärme und tötet dadurch Mikroorganismen. Im Gegensatz zu RDG werden durch Sterilisationsverfahren auch thermoresistente Bakteriensporen durch den gesättigten Wasserdampf von 121 bzw. 134 °C inaktiviert.

4.2.1 Bowie-Dick-Test

Im Abschnitt 12.1.6 regelt die DIN EN ISO 17665-1 die Anwendung eines Bowie-Dick-Tests (BD-Test, Dampfdurchdringung-Luftentfernungstest) und fordert einen arbeitstäglichen Einsatz in Dampfsterilisatoren im Gesundheitswesen. Genauere Spezifikationen zum Aufbau eines BD-Tests liefert die Norm DIN EN ISO 11140-3.

In einem genormten Einwegprüfpaket aus Papier-Zellstoff-Lagen befindet sich in der Mitte der Packung ein chemischer Indikator. Durch einen vollständigen und eindeutigen Farbumschlag des Indikators, z. B. von dunkelblau nach schwarz, kann das Bedienpersonal sehr einfach eine Abweichung von der Mustervorgabe feststellen (Endpunktbestimmung).

Elektronische BD-Testsysteme bestehen grundsätzlich aus einem Datenlogger und einem Prüfkörper. Zeit, Dampfdruck, Dampftemperatur und Temperatur werden im eigentlichen Prüfkörper gemessen und aufgezeichnet. Der gesamte BD-Zyklus bei 134 °C/3,5 Minuten wird vollständig dokumentiert (Verlaufsmessung). So kann die erfolgte Störung der technischen Prozessphase zugeordnet werden, was die Fehlerbestimmung erleichtert.

Der BD-Test als Endpunkt- statt Verlaufskontrolle, mit dem Wäschepaket oder den alternativen Systemen, darf wegen der Beurteilung des kolorimetrischen Ergebnisses im Vergleich zu den Parametern des Sterilisators und der Möglichkeit der fehlerhaften Anwendung nur von speziell geschultem Fachpersonal durchgeführt werden. Für eine ordnungsgemäße Dokumentation wird das Ergebnis des Tests in einem etablierten Dokumentationssystem (z. B. EDV) sachgerecht aufgezeichnet. Eine Archivierung der Indikatorbögen ist nicht erforderlich.

Ursachen für einen nicht bestandenen BD-Test sind:

- Leckage der Sterilisierkammer während der Entlüftung
- Nicht kondensierbare Gase im zugeführten Dampf
- Unwirksame Entlüftungsphase

BD-Testsysteme dürfen nicht für die Chargenkontrolle verwendet werden, da sie bei normalen Programmen falsche Ergebnisse aufgrund der längeren Sterilisationszeit gegenüber dem BD-Programm (3,5 Minuten, 134 °C) liefern.

Der BD-Test entscheidet, ob der Sterilisator an diesem Tag betrieben werden darf. Ein Vier-Augen-Prinzip bei der Beurteilung, Entscheidung und Dokumentation des Ergebnisses wird empfohlen. Liegt kein vollständiger Farbumschlag vor, sollte der Test mit einem vergleichbaren BD-Indikator des gleichen Herstellers wiederholt und bei Bestätigung des ungenügenden Ergebnisses die Technik bzw. der Kundendienst informiert werden. Der defekte Sterilisator ist abzuschalten. Der ausgedruckte Reparaturauftrag (bzw. Warnhinweis) sollte deutlich sichtbar an der Beladeseite des defekten Sterilisators angebracht werden, damit die Stilllegung und der Grund (Fehler, Defekt) für alle Beteiligten sicher erkannt werden kann.

4.2.2 Programmablauf bei der Dampfsterilisation

In Europa wird in AEMP meist eine Verfahrensführung empfohlen, bei der Luft durch fraktioniertes Vorvakuum aus Medizinprodukten entfernt wird.

Der Programmablauf eines fraktionierten Dampfsterilisationsverfahrens besteht aus mehreren Abschnitten, die unterschiedliche Aufgaben erfüllen und nacheinander erfolgen. Bei Störung in einem einzelnen Programmabschnitt erfolgt der Abbruch mit Fehlermeldung.

1. **„Entlüftung“** der Sterilisationskammer. Mit einer starken Vakuumpumpe wird mehrfach die Luft aus der Kammer entfernt. Zwischen diesen Vakuumfraktionen strömt abwechselnd Dampf in die Kammer, sodass nach jeder Vakuumphase mindestens 90 % der Luft entfernt werden. Deshalb wird diese Phase auch als fraktioniertes Vorvakuum bezeichnet. Die Vakuumdampfzyklen bestehen aus 3–4 Wechselphasen, je nach Gerätetyp.
2. **„Steigezeit“:** In diesem 2. Programmschritt werden allmählich die Sterilisationsbedingungen (Druck/Temperatur) hergestellt und erreicht. Diese sog. Ausgleichszeit darf 15 Sekunden für Sterilisierkammern bis 800 l und 30 Sekunden für größere Sterilisierkammern nicht überschreiten.
3. Die **„Plateau-“ oder „Sterilisationszeit“**, auch Haltezeit genannt, ist die eigentliche Sterilisationsphase, in der Mikroorganismen und deren Sporen sicher inaktiviert werden. Die Sterilisationszeit darf nicht kürzer als 15 Minuten (bei 121 °C) bzw. 3 Minuten (bei 134 °C) sein.
   Die Temperatur bewegt sich nur noch gering innerhalb des Temperaturbands, wobei in der Sterilisierkammer 134 °C nicht unterschritten und 137 °C nicht überschritten werden dürfen. An einem Messpunkt darf die Temperatur nicht mehr als 2 °C schwanken.
   Allmähliches Abkühlen wird mit ständigen Dampfstößen ausgeglichen, sodass sich Temperatur und Druck nur gering innerhalb der zulässigen Grenzen bewegen. In diesem Programmabschnitt ist außerdem ein Sicherheitszuschlag enthalten, sodass hier ein mehrfacher Overkill gegenüber den Mikroorganismen stattfindet,
4. Die **„Trocknung“** geschieht durch Nachvakuum mittels starker Vakuumpumpe, wobei auch bei niedrigeren Temperaturen Wassertropfen verdampfen und ständig abgepumpt werden. So können erhebliche Wassermengen getrocknet werden. Das Sterilgut ist nach der erfolgreichen Sterilisation meist trockener als vorher (empfohlene Routinekontrolle: Messung durch Wiegen mit Waage [Genauigkeit mindestens 1 g]).
   Bei Textilbeladung darf die Masse des Testpakets um nicht mehr als 1 %, bei Beladung mit Medizinprodukten aus Metall um nicht mehr als 0,2 % zunehmen.
5. **„Belüftung“** der Kammer bis zum Druckausgleich mit dem Umgebungsdruck. Automatisches Öffnen der Tür auf der Entladeseite und automatisiertes Heraustransportieren des Sterilguts zum Abkühlen auf der Entladevorrichtung.

4.2.3 Beladeseite

Die Beladung (Charge) hat Einfluss auf das Ergebnis der Sterilisation. Im Krankenhaus handelt es sich meist um eine Mischbeladung aus unterschiedlichen Verpackungen und Behältern mit unterschiedlichen Volumen und Gewichten. Dabei ist es aus verfahrenstechnischen, ökologischen und wirtschaftlichen Gründen wichtiger, stets das Kammervolumen auszunutzen, anstatt nur auf die Einhaltung bestimmter Belademuster zu achten. Aus ergonomischen Gründen sowie aufgrund möglicherweise abtropfenden

Kondenswassers sollen schwere Container unten bzw. auf den unteren Ebenen und leichte Gebinde wie Weichverpackungen auf den oberen Ebenen bzw. oben positioniert werden (➤ Abb. 4.1).

MERKE

Bei der Validierung (konkrete Leistungsüberprüfung) werden besonders ungünstige Mischbeladungen überprüft. Das Verfahren muss auch dann genauso sicher funktionieren wie bei „leichteren" Bedingungen.

Bei der Beladung und Beschickung ist darauf zu achten, dass die Verpackungen nicht die Kammerwände berühren. Die Beladung darf auch nicht direkt auf den Kammerboden gestellt werden.

MERKE

Da das Kondensat an den Verpackungen ablaufen muss, ohne Senken zu bilden, haben sich Beladungsmuster bewährt, die die Prozesse unterstützen und sich besonders bei der Trocknung als günstig herausgestellt haben. So ist zu empfehlen, Container auf Container und Körbe mit Weichverpackung über Körbe zu stellen. Niemals Weichverpackung direkt auf Sterilcontainer legen! Dies könnte den Dampfeintritt (über Deckelfilter bzw. Deckeleintrittsöffnung) in den Sterilisationscontainer erheblich erschweren. Weichverpackung aus Vliesbogenware sollte horizontal gelagert werden. Weichverpackung aus Papier-Folien-Verpackung sollte hochkant in einen Korb gestellt werden. Dabei sollte eine flache Hand bequem dazwischen passen, um Ausdehnungen während der Vakuumphase Platz zu lassen (ein Platzen von Weichverpackungen entsteht vor allem durch zu schnelle Druckwechsel im Verfahren oder ungenügende Siegelnahtfestigkeit). Weichverpackungen blähen sich im Verlauf der Druckwechsel erheblich auf und schrumpfen, d. h., sie benötigen Platz und dürfen dabei keine scharfen Kanten berühren.

4.2.4 Entladeseite

Während die Beladung meist manuell in den Sterilisator geschoben werden muss, erfolgt die Entladung der (noch heißen) Charge in den meisten Fällen automatisiert. Bis zur

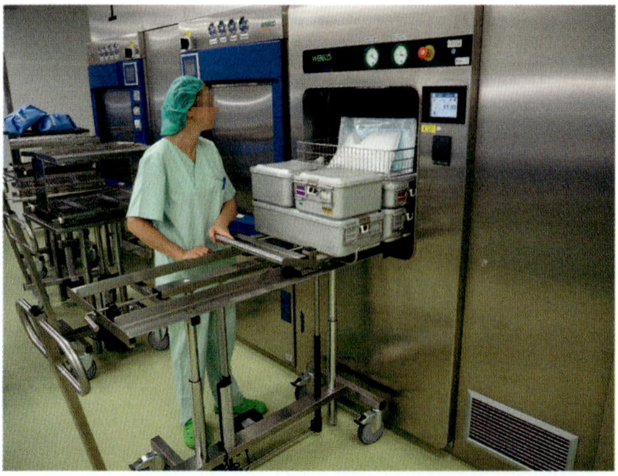

Abb. 4.1 Beladeseite Dampfsterilisator: Beschickung des Sterilisators [P1291]

manuellen Freigabe durch das dafür autorisierte Personal muss die Charge abkühlen. Es ist evtl. günstig, wenn das Sterilisiergut während des gesamten Prozesses auf einem Beschickungswagen einzeln abgestellt und gelagert ist. Da ja auch der Beschickungswagen Zeit für die Energieaufnahme/-abgabe im Sterilisationsprozess benötigt, gibt es auch Systeme, die ohne Beschickungswagen auskommen, vergleichbar mit dem Bäcker, der das Brot auch ohne Gestell in den Ofen schiebt. Dabei ist darauf zu achten, dass die Container und Körbe so gestapelt werden, dass sie die Sterilisation und Trocknung nicht behindern (> Abb. 4.2).

Die Freigabe der Charge erfolgt meist komplett, wenn die gesamte Beladung nach 20–30 Minuten Abkühlzeit trocken und unbeschädigt ist, alle Indikatoren (Chargenprozessindikator sowie Behandlungsindikatoren an der Verpackung) deutlich umgeschlagen sind und das Sterilisationsprotokoll keinerlei unzulässige Abweichungen aufzeigt. Bei Container-Verschluss-Plomben oder sonstigen Verschlusssiegeln sollten diese vorhanden und geschlossen sein bzw. „geschlossen" anzeigen. Eine Manipulation am Verschlussmechanismus sollte nachträglich nicht oder nur mit Spezialwerkzeug möglich sein (DIN EN 868-3). Einzelne beschädigte, feuchte und unzureichend verschlossene Verpackungen/Behälter müssen neu verpackt und erneut sterilisiert werden.

MERKE

- Für die Freigabe einer Dampfsterilisationscharge ist mindestens Fachkunde-I-Personal notwendig.
- Alle thermostabilen Medizinprodukte der Kategorie „kritisch A" sollen, jene der Kategorie „kritisch B" müssen mit Dampf sterilisiert werden (KRINKO 2012).

DEFINITION

Validierung: Die gültige Norm zur Validierung der Dampfsterilisationsprozesse ist die DIN EN ISO 17665. Diese besteht aus allgemeinen Maßnahmen, der Abnahmequalifikation (IQ = Installationsqualifikation), der Funktionsqualifikation (BQ) und der Leistungsqualifikation (LQ) sowie der Bewertung der Gesamtergebnisse und der Anerkennung als Validierung (Protokoll). Die Leistungsqualifikation wird periodisch wiederholt.

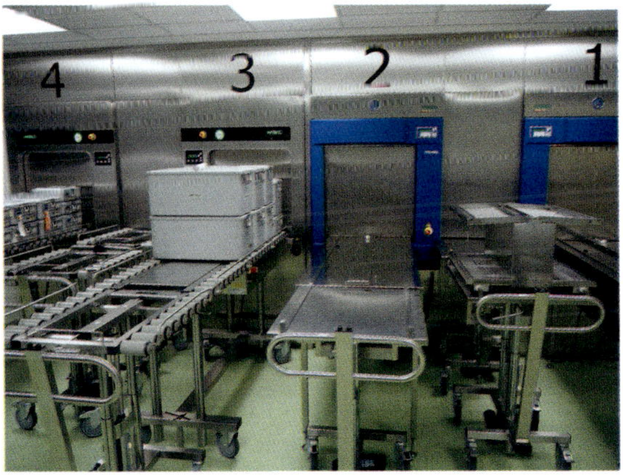

Abb. 4.2 Entladeseite Dampfsterilisator mit automatisierter Entladevorrichtung (sterile Seite) [P1291]

4.3 Niedertemperatur-Sterilisationsverfahren für thermolabile Medizinprodukte

Ein kleiner Prozentsatz (ca. 1–3 %) von steril eingesetzten Medizinprodukten kann nicht mit Temperaturen > 75 °C aufbereitet und sterilisiert werden. Deshalb gibt es seit den 1960er-Jahren Niedertemperaturverfahren zur Sterilisation thermolabiler Medizinprodukte. Ohne diese Möglichkeit wären auch heute wichtige diagnostische oder operative Verfahren nicht möglich. Obwohl immer mehr dieser thermolabilen Medizinprodukte auch als Einweg-Medizinprodukte zur Verfügung stehen und immer mehr Medizinprodukte mit Dampf sterilisiert werden können, kann gegenwärtig auf diese Niedertemperaturverfahren nicht verzichtet werden.

4

Aufgrund der Toxizität, Kanzerogenität und Explosivität von Ethylenoxid (EO) ist bei der EO-Sterilisation eine Betriebserlaubnis sowie ein Befähigungsschein („Begasungsschein“) der im jeweiligen Bundesland zuständigen Behörde gemäß TRGS 513 erforderlich.

Seit Mitte der 1990er-Jahre hat das Wasserstoffperoxid-Verfahren die Sterilisationsverfahren auf der Basis der Wirkstoffe Formaldehyd (FO)-Wasserdampf und Ethylenoxid (EO) aus den Krankenhäusern weitgehend verdrängt, da es schneller ist und die Installation einfach über eine 220-V-Steckdose erfolgt („plug and play“). Es macht aber eine spezielle (teure) Tyvek®-Verpackung erforderlich und hat Limitationen.

Da es sich um ein bisher nicht normativ geregeltes Sterilisationsverfahren handelt, erfolgt die Verfahrensführung und Validierung gemäß DIN EN ISO 14937.

4.3.1 Ethylenoxid-Gassterilisation

Die Ethylenoxid-Gassterilisation ist weltweit verbreitet und wird neben der Strahlensterilisation (Kennzeichnung „R-sterile“ für Radiatio mit Gammastrahlen) im großen Maßstab in der Industrie eingesetzt.

Zu einem überwiegenden Teil werden industriell hergestellte, thermolabile Einweg-Medizinprodukte mit diesem Medium sterilisiert. Dies wird auf der Sterilgutverpackung mit „EO STERILE“ deutlich sichtbar gekennzeichnet. Ethylenoxid (EO) ist außerordentlich reaktionsfähig und besitzt eine hohe antimikrobielle Wirksamkeit, die von anderen Niedertemperatur-Sterilisationsverfahren nicht erreicht wird. Sterilisation wird erreicht, indem EO-Gasmoleküle mit mikrobieller DNA reagieren und diese zerstören. Der wesentliche Vorteil von EO für die Sterilisation ist dessen starkes Penetrationsvermögen in Kunststoffen, sodass eine sichere Sterilisation auch in hermetisch abgeschlossenen Hohlräumen der Kunststoffe gewährleistet ist.

Nachteil dieser Sorption ist die Notwendigkeit der anschließenden Desorption des Biozids aus dem Kunststoff als Sterilisiergut. Eine nachgeschaltete zwangsverriegelte Desorption, die dem vollautomatischen Sterilisationsprozess folgt, garantiert die Entfernung des EO entsprechend den Anforderungen der DIN EN ISO 10993-7.

Es existiert eine seit vielen Jahren bewährte Messtechnik für EO.

EO ist hochtoxisch, im Tierversuch kanzerogen und als wahrscheinliches Humankarzinogen eingestuft. Intoxikationssymptome reichen von Schleimhautreizungen, Kopfschmerz über Übelkeit und Erbrechen bis zur Bewusstlosigkeit. EO ist brennbar und als

Gemisch mit Luft explosiv. Es kann bei katalytischer Einwirkung insbesondere von Säuren und Laugen polymerisieren; hierbei kann es zu stark exothermen Reaktionen kommen.

Die Technische Richtkonzentration beträgt 1 ppm. Infolge der Geruchsschwelle von 700 ppm ist EO erst bei Konzentrationen weit über diesem Grenzwert wahrnehmbar. Durch Zusatz von Inertgasen, z. B. CO_2 oder Stickstoff, kann die Polymerisations- bzw. Zündfähigkeit herabgesetzt bzw. vermieden werden. So sind Gemische von 6 % EO und 94 % CO_2 unter Normaldruck nicht zündfähig. Moderne EO-Sterilisatoren werden daher mit nicht zündfähigen Gasgemischen betrieben und entsprechen dem Minimierungsgebot des Bundeschemikaliengesetzes.

Die Sicherheitsvorschriften sind deshalb streng und eindeutig, da kleinste Reste von EO aufzuspüren sind. Aus Sicherheitsgründen sind moderne EO-Sterilisatoren vollautomatisiert und arbeiten bevorzugt im Unterdruck. Es besteht keine Möglichkeit eines Eingriffs nach dem Prozessstart.

Die Prozesssicherheit verlangt die Abwesenheit jeglicher EO-Rückstände beim Öffnen der Kammer, was die verpackten Medizinprodukte einschließt. Deswegen gibt es typischerweise eine stunden- bis tagelange Entlüftungszeit. Das Verfahren ist auf eine längere Programmdauer ausgerichtet, da neben der Resorptionszeit besonders aufwendige wie langwierige Desorptions- und EO-Entsorgungsphasen folgen.

Der Anwender muss neben einer allgemeinen Fachkunde (und Erfahrung) den Berechtigungsschein für dieses Verfahren erwerben, der regelmäßig durch weitere Schulungen erneuert werden muss. In der DIN EN 1422 sind die grundlegenden Voraussetzungen und Anforderungen an die Sicherheit und den Betrieb von EO-Sterilisatoren beschrieben.

MERKE

Notfallmäßig bzw. kurzfristig können durch Sterilisationsverfahren auf der Basis von EO und FA keine Medizinprodukte sterilisiert werden. Eine durchschnittliche Zeit von 4 Stunden für den gesamten Aufbereitungsprozess bis zum sterilisierten Medizinprodukt kann vor allemur mit einer Dampfsterilisation erreicht werden. Niedertemperatur-Sterilisationsverfahren benötigen bereits allein für den Sterilisationsprozess etwa 2–4 Stunden, was für einen Notfall zu lange ist. Daher muss hierfür eine ausreichende Anzahl von thermolabilen Ersatz-Medizinprodukten (oder Einweg-Medizinprodukte) vorgehalten werden.

Da das EO-Verfahren aufgrund des hohen Aufwands nur noch vereinzelt in den AEMP der Krankenhäuser anzutreffen ist, wird an dieser Stelle nicht näher auf dieses Verfahren, insbesondere seine Sicherheitstechnik, eingegangen.

4.3.2 Wasserstoffperoxid-Sterilisation

Wirkprinzip der sog. Niedertemperatur-H_2O_2-Sterilisation ist die Anwendung von H_2O_2-Gas als Sterilisiermittel bei einer Temperatur von max. 45 °C. Gegebenenfalls wird nach der Einwirkzeit ein durch ein hochfrequentes Elektromagnetfeld erzeugtes Plasma zur Entfernung des noch verbliebenen H_2O_2-Gases benutzt (Entfernung des Gefahrstoffs Wasserstoffperoxid). Da H_2O_2 nicht in Kunststoffe eindringt, ist eine Desorption des H_2O_2-Gases als Abschluss oder nach dem Sterilisationsverfahren nicht notwendig. Voraussetzung für die Wirksamkeit des Sterilisiermittels ist, dass das Material der Medizinprodukte eine

H_2O_2-Sterilisation erlaubt, trocken und nicht saugfähig ist und sich in einer speziellen hydrophoben Verpackung befindet.

Der Prozess läuft bei Plasma-unterstützten Verfahren in folgenden Teilschritten ab:

- Erste Vakuumphase zur weiteren Trocknung der Güter
- Zweite Vakuumphase zum Unterschreiten der Verdampfungstemperatur des H_2O_2
- Einmaliges Verdampfen von H_2O_2/H_2O aus einer Ampulle in den Nutzraum
- Diffusionsphase mit Verteilung des H_2O_2-Dampfs in der Kammer, an Oberflächen und in die Hohlräume des Sterilisierguts
- Erneutes Evakuieren und Erzeugung eines Hochfrequenzmagnetfelds zwischen Kammerwand und dem in geringer Entfernung dazu positionierten Anodengitter

Dann wiederholen sich die Schritte ab zweite Vakuumphase in einem zweiten Zyklus. Durch veränderte Technologie wird in neueren Gerätetypen der Wirkstoff angereichert, um Wirksamkeit und Penetration zu verbessern.

Einschränkungen der Wirksamkeit:

- Das Verfahren wird durch das Material und die Oberflächengestaltung der zu sterilisierenden Medizinprodukte stark beeinflusst. Bei komplexen Hohlkörpern gibt es hinsichtlich des Eindringens des Sterilisiermittels Einschränkungen, die der Hersteller des Medizinprodukts in den Aufbereitungsempfehlungen definiert. Bei Metallabschirmung ist die Wirksamkeit stark eingeschränkt. Medizinprodukte aus Metall mit Lumen sind nicht sterilisierbar, da Kondensationsprozesse die Penetration von H_2O_2 behindern.
- Auch das Material, aus dem die Medizinprodukte bestehen, kann eine ausreichende Benetzung mit H_2O_2 verhindern. Daher dürfen nur jene Medizinprodukte mit der H_2O_2-Sterilisation sterilisiert werden, für die der Hersteller dies angibt.
- Stärker als bei anderen Niedertemperatur-Sterilisationsverfahren wird die Wirksamkeit der H_2O_2-Sterilisation durch organische Verunreinigungen und Salzkristalle (z. B. NaCl, KCl, $CaCl_2$) herabgesetzt.

MERKE

Das H_2O_2-Sterilisationsverfahren stellt für die Krankenhäuser ein Sterilisationsverfahren mit hohen Beschaffungs- und Betriebskosten dar. Die Sterilisationskammer ist im Sinne eines „plug and play" leicht installierbar.

Für die H_2O_2-Sterilisation müssen dafür freigegebene Verpackungssysteme bzw. Sterilbarrieresysteme (SBS) verwendet werden. Stark absorbierende Stoffe (Papier, Zellulose) sind als Verpackung für diese Sterilisationsmethode ungeeignet. Geeignet sind spezielle Polyethylenfolien oder spezielles Vlies aus Polypropylen sowie (spezielle) Container aus Kunststoff.

Die Grenzen dieses Verfahrens liegen in der geringen Größe der Sterilisierkammer sowie der Limitationen der zu sterilisierenden Instrumente. Bei eng- bzw. mehrlumigen Medizinprodukten wie flexiblen Ureterorenoskopen und weiteren flexiblen Endoskopen ist die Wirksamkeit wesentlich gesentlich niedriger als bei anderen Niedertemperatur- bzw. Sterilisationsverfahren. Besonders mehrlumige und längere flexible Endoskope können oft nur mit einer erheblichen Verlängerung der Prozess- bzw. Programmzeit und einem zusätzlichen Booster erfolgreich sterilisiert werden, sodass hier die Programmdauer 2 Stunden betragen kann. Duodeno- und Koloskope sind zu lang und können nicht sterilisiert werden (gilt für alle Endoskope > 1 m).

Da die Kapazität der Sterilisierkammer nur für ein oder zwei flexible Endoskope (mindestens 2 Stunden Prozessdauer) ausreicht, bietet dieses Verfahren auch hier keine zeitlichen kapazitiven Vorteile gegenüber anderen Verfahren. Für Restfeuchte in den Kanälen ist es sehr empfindlich und reagiert mit einem Programmabbruch.

Für die H_2O_2-Sterilisation gibt es bisher keine eigene Norm. Bei der Validierung muss daher die übergeordnete Norm DIN EN ISO 14937 berücksichtigt werden.

Durch die Bezeichnung „Plasma", der manchmal in Zusammenhang mit dem Wasserstoffperoxid-Verfahren benutzt wird, kann der Eindruck erweckt werden, dass es sich hierbei um ein weiteres Verfahren handelt, das sterilisierende Eigenschaften aufweist. Das Plasma wird erst nach der Sterilisationsphase durch ein starkes elektrisches Wechselfeld aus einem Hochfrequenzgenerator erzeugt. Es soll nach der Sterilisationsphase auf den Medizinprodukten noch verbliebene H_2O_2-Reste zersetzen und somit beseitigen (Patienten- und Mitarbeiterschutz). Das sog. Plasma dient nicht der Sterilisation, sondern der Beseitigung unerwünschter Reaktionsprodukte zur Verfahrenssicherheit.

Eine Variante der H_2O_2-Plasma-Sterilisation verwendet neben dem vaporisierten H_2O_2 zusätzlich Ozon als weiteres Sterilisiermedium während der Sterilisationsphase. Möglicherweise können hierbei auch längere flexible Endoskope sterilisiert und die bisherigen Grenzen der Niedertemperatur-Sterilisation mit H_2O_2 bzgl. Lumendurchmesser/-anzahl und Länge erweitert werden. Inwieweit die verwendeten Materialien die aggressiven Sterilisationsmedien tolerieren, ist mit Blick auf einen dauerhafte Funktionserhalt nicht sicher.

4

4.3.3 Niedertemperatur-Dampf-Formaldehyd-Verfahren (NTDF)

Formaldehyd (FA) ist ein farbloses, stechend riechendes, die Schleimhaut reizendes Gas. Die Wahrnehmbarkeit liegt unter der Gefährdungsschwelle. FA wird gegenwärtig als wahrscheinlich humankanzerogen eingestuft. Der MAK-Wert beträgt 0,3 ppm. Die mikrobiozide Wirkung von Formaldehyd beruht auf der Alkylierung von Aminogruppen in Proteinen, wodurch es zur Denaturierung kommt. Die Wahrnehmbarkeit liegt unter der Gefährdungsschwelle. Entscheidend für die Wirksamkeit des Verfahrens ist ausreichende Feuchtigkeit. Wasserdampf dient zur Erwärmung (Standardtemperatur: 60 °C) und Befeuchtung des Sterilisierguts, zur Aktivierung des sterilisierenden Agens. Außerdem wird Wasserdampf zur Desorption von FA nach dem Sterilisationsprozess verwendet. Wasserdampf kondensiert auf der Oberfläche der Medizinprodukte. Im Kondenswasser löst sich das gasförmige Formaldehyd und führt zur Abtötung der vorhandenen Mikroorganismen.

Da am Sterilisiergut FA-Rückstände verbleiben, muss während der Desorption sichergestellt werden, dass diese bei der Entladung des Sterilisierguts soweit reduziert sind, dass die festgelegten Höchstkonzentrationen von FA in der Umgebung und im bzw. am Sterilgut nicht überschritten werden und kein Risiko für Personal und Patienten entsteht.

In TRGS 513 und DIN EN 14180 werden Grenzwerte für Umgebung und Sterilgut vorgegeben. Zum Schutz der Patienten wird gefordert, dass an einem standardisierten Testmaterial, das intensiv FA bindet, die Rückstände am Sterilgut keine gesundheitsschädigenden Reaktionen hervorrufen.

Anders als bei der EO-Sterilisation wirkt Formaldehyd nur an der Oberfläche der Medizinprodukte und diffundiert kaum in Kunststoffen. Formaldehyd ist wasserlöslich und kann so über mehrere Evakuierungsphasen mit sterilem Dampfkondensat ausgewaschen werden. Wie bei modernen Sterilisatoren üblich, verläuft das Programm automatisiert, sodass eine Fehlbedienung oder ein Eingreifen während des Prozesses nicht möglich ist. Da Formaldehyd als mindergiftig und mindergefährlich eingestuft wurde, ist ein Befähigungsschein für den Bediener nicht mehr erforderlich, kann aber immer noch erworben werden. Die Norm für dieses Verfahren ist die DIN EN 14180.

Der Vorteil der NTDF-Sterilisation liegt neben der Eignung für die Sterilisation von thermolabilen Medizinprodukten v. a. bei der Sterilisation von engen und besonders langen Hohlkörpern. Hier gibt es innerhalb der Medizinprodukte kaum Grenzen, flexible Endoskope mit vielen Kanälen und besonderer Länge sterilisieren zu können. Außerdem ist die Beschaffung eines NTDF-Sterilisators wesentlich günstiger als die anderer Niedertemperatur-Sterilisatorsysteme. Auch Verpackungs- und Betriebskosten können der äußerst kostengünstigen Dampfsterilisation gleichgestellt werden. Wie bei der Dampfsterilisation sind alle Verpackungssysteme (außer Vlies!) verwendbar.

PRAXISTIPP

Mit FA sterilisierte Beatmungsteile dürfen auch in der Neonatologie zum Beatmen verwendet werden. Aktuelle Entwicklungen von NTDF-Sterilisatoren können mit wesentlich kürzeren Chargenzeiten von nur noch 90 Minuten sterilisieren und nähern sich somit den Chargenzeiten der Dampfsterilisatoren an.

Die Norm für die NTDF-Sterilisation ist die DIN EN 25424, die zusammen mit der Gerätenorm EN 14180 die Voraussetzungen und Anforderungen an Installation, Validierung, Kontrollen und Routinebetrieb etc. beschreibt, einschließlich Freigabe des Sterilguts zur weiteren Verwendung.

Einzelheiten zum Niedertemperaturverfahren mit Formaldehyddampf sind dem Handbuch „Handbuch Krankenhaus- und Praxishygiene“ von A. Kramer et al. zu entnehmen. Bemerkenswert ist die kurze Prozessdauer, die inzwischen annähernd so kurz wie bei der Sterilisation mit gespanntem Dampf ist (Kramer et al. 2022).

4.4 Kennzeichnung der Sterilgutverpackung

Gemäß DIN 58953-7 sind die Sterilbarrieresysteme (SBS) mit folgenden Informationen zu kennzeichnen:

- Name und ID-Nummer des Aufbereiters/Herstellers, des Packpersonals (verschlüsselt wegen Datenschutz)
- Produktbezeichnung, z. B. Unfallchirurgie großes Grundsieb Nr. 1
- Chargenbezeichnung, z. B. durch Barcodeaufkleber mit Angabe der Sterilisationscharge
- Sterilisierdatum, Verfalldatum (bei geschützter Lagerung)
- Bei Bedarf Hinweise zur Lagerung, Handhabung, Wartung
- Kennzeichnung „STERILE“ oder „STERIL“ (Indikatoraufdruck „Steril“)

Beschriftungen werden in einer modernen AEMP kaum noch manuell durchgeführt, da mit der Produktion Aufkleber für die Kennzeichnung auf der Verpackung ausgedruckt werden. Bei Folien-Papier-Verpackungen wird bei der Erstellung der Siegelnaht im Siegelgerät auf der Papierseite automatisiert ein Ausdruck erstellt. Sollten manuelle Beschriftungen notwendig sein, können diese mit einem geeigneten Marker auf die Folienseite der Papier-Folien-Verpackung geschrieben werden. Dies muss außerhalb der Füllzone (jenseits der Siegelnaht) geschehen.

MERKE

Durch die Kennzeichnung soll der Anwender schon von außen sicher erkennen, was sich in der Verpackung befindet und ob der Inhalt „STERIL" ist bzw. das Verfalldatum noch nicht erreicht wurde.

4.5 Freigabe der sterilen Medizinprodukte/Chargenkontrolle/Prozessparameterkontrolle

Die Freigabe des Sterilguts ist ein besonders verantwortlicher Teilschritt am Ende des Aufbereitungsprozesses. Das mit der Freigabe betraute Personal muss seine Entscheidung weisungsunabhängig und eigenständig verantworten. Es ist neben einer nachweislichen Ausbildung auch ein hohes Maß an Erfahrung notwendig, um Abweichungen vom gewünschten Prozess zu erkennen. So verlangen Aufsichtsbehörden, dass das für die Freigabeentscheidung vorgesehene Personal schriftlich festgelegt wird und z. B. im Dienstplan identifizierbar sein muss.

Da das Sterilgut nur anhand seiner Außenverpackung visuell beurteilt werden kann, ist hier ein hohes Maß an Erfahrung und Verantwortung erforderlich.

Für die Freigabeentscheidung ist mindestens Fachkunde I zum Technischen Sterilisationsassistenten notwendig. Bei Niedertemperaturverfahren sollte dies durch die Schichtleitung, z. B. mit Fachkunde II, erfolgen. Im Zweifelsfall sollte immer der nächste Vorgesetzte zurate gezogen und z. B. das Vier-Augen-Prinzip angewandt werden oder eine erneute Sterilisation und Verpackung erfolgen.

MERKE

KRINKO (2012): Aus Gründen des Qualitätsmanagements sind die zur Freigabe berechtigten Personen schriftlich zu benennen. Die Aufbereitung endet mit der dokumentierten Freigabe zur Anwendung.

Bei der Beurteilung (anhand einer Standardverfahrensanleitung SAA/SOP) sollten folgende **Mindestkriterien** überprüft werden:

- Übereinstimmung der Prozessparameter (Sterilisator) mit denen im Validierungsbericht und Überprüfung des korrekten Prozessablaufs des erfolgten Sterilisationsprogramms → Kontrolle der Prozessparameter, z. B. über PC und/oder Chargendokument.
- Unversehrtheit der Sterilisierverpackung (Siegelnaht unvollständig? Container beschädigt?).
- Farbumschlag verwendeter chemischer „Prozessindikatoren auf jeder Verpackung".
- Farbumschlag verwendeter „Prüfkörper mit Chemochargenindikator" oder elektronisches Kontrollsystem.
- Trockenheit der Verpackung spätestens 30 Minuten nach Entnahme aus dem Sterilisator.
- Vollzähligkeit der (geschlossenen) Verschlusssiegel (soweit verwendet, sie können von jemand ausgetauscht worden sein).
- Mechanisches Containerverschlusssystem (visuell erkennbar) aktiviert.
- Dokumentation der Ergebnisse, Freigabe, Teil- oder Einzelfreigabe, Stornierung bzw. Nichtfreigabe der Charge. Nicht erfolgte Freigaben müssen dokumentiert werden.

Dies kann elektronisch über Eingaben am PC (Barcode/Steuerbarcode) geschehen oder schriftlich auf dem Chargenprotokollausdruck.

- Ausdruck des Chargenprotokolls mit Unterschrift/Namenszeichen des Prüfers.
- Freigabe durch Scanner, Steuerbarcodes mithilfe einer geeigneten Software (= Medizinprodukt).
- Archivierung der Dokumentation (bis zu 30 Jahre! Siehe BGB § 199 „Verjährung von Schadensersatzansprüchen").

MERKE

Natürlich sollten auch der Praktikant, OTA-Schüler oder neue AEMP-Mitarbeiter während der Einarbeitung den Umgang mit dem Sterilisator durchführen und erlernen können. Dies kann jedoch aufgrund der hohen regulatorischen Ansprüche bezüglich der Mitarbeiter- und Patientensicherheit nur zusammen mit ausreichend ausgebildetem AEMP-Personal bzw. Praxisanleiter/Mentor geschehen, und es sollten stets beide Personen unterschreiben. Die Verantwortung trägt der Ausbilder.

4

4.6 Nichtfreigabe der nicht sicher sterilen bzw. unsterilen Medizinprodukte

Im Zweifelsfall (fragliche Abweichung von den validierten Sterilisationsverfahren) darf keine Freigabe erfolgen. Hinsichtlich der Entscheidung zur Freigabe unterliegt der damit beauftragte Mitarbeiter keiner dienstrechtlichen Anweisung.

Zu beanstandende wie schadhafte oder durchnässte Verpackungen müssen erneuert werden. Weichverpackungen sind Einweg-Medizinprodukte und müssen vor jeder weiteren Sterilisation vollständig entfernt und erneuert werden. Innenvlies in einem Sterilcontainer sollte ebenso erneuert werden.

Sollte bei der Wiederholung der Sterilisation bei der erneuten Freigabeentscheidung der gleiche Fehler auftreten, müssen der betroffene Sterilisator stillgelegt und der technische Dienst bzw. der Kundendienst informiert werden. Der stillgelegte Sterilisator muss deutlich sichtbar gekennzeichnet werden.

Bei Trocknungsproblemen liegt das Problem selten am Sterilisator. Moderne Geräte würden z. B. den Ausfall der Vakuumpumpe, die zum Trocknen notwendig ist, sofort anzeigen.

Auf den Kunststoffanteil des Sterilisierguts und das verpackte Luftvolumen muss geachtet werden, da ein hoher Kunststoffanteil häufig Ursache für Restfeuchtigkeit darstellt. Kunststoffe enthalten zu wenig Wärmeenergie, um die Trocknung zu unterstützen. Instrumente aus Metall in den gleichen Chargen werden nahezu immer trocken.

Ebenso kann es bei deutlicher Überschreitung des Gewichts (z. B. > 10 kg/Container) zu Trocknungsproblemen kommen, da an diesen vielen Instrumentenoberlächen viel Wasserdampf kondensierte.

Nasses Sterilisiergut kann auch durch ungenügende Dampfqualität (Nassdampf) oder durch defekte Kondensatabscheider bei externer Dampferzeugung auftreten.

Liegen keinerlei Angaben des Herstellers zur Sterilisation der Medizinprodukte vor und können keine Vergleiche mit artverwandten Medizinprodukten gezogen werden, erfolgt so lange keine Freigabeentscheidung, bis der Beweis für die Eignung und Wirkung des Verfahrens erbracht werden kann.

Der Betreiber (z. B. Träger des Krankenhauses) trägt juristisch die Verantwortung für die sachgerechte Aufbereitung von Medizinprodukten innerhalb seiner Organisation. Deshalb sollte dieser stets bei Abweichungen informiert werden. Seit 2017 muss nahezu jede Gesundheitseinrichtung einen Sicherheitsbeauftragten für Medizinprodukte vorweisen und diesen bereits auf der Homepage erkennbar benennen, damit bei Vorkommnissen rasche Gegenmaßnahmen getroffen werden können (z. B. Meldung bei [Beinahe-] Vorkommnissen an das BfArM).

Aus Personalschutzgründen müssen auch defekte Instrumente, unvollständige Instrumente (Implantate-Sets) bzw. Leihinstrumente sterilisiert werden, um diese dann sicher einem Reparaturbetrieb oder der Leihfirma übergeben zu können. Hier darf die dokumentierte Freigabe nur für diese Zwecke erfolgen, die Rückgabe in den OP-Saal muss z. B. durch besondere Kennzeichnung sicher verhindert werden.

4.7 Fokussierte Dokumentation

Dokumentations- und Aufbewahrungsvorschriften müssen anhand der Regularien in jeder Organisation festgelegt und organisiert werden. Es empfiehlt sich, wichtige Daten und Dokumente, die über Jahrzehnte archiviert werden müssen, an zwei verschiedenen Örtlichkeiten aufzubewahren, um bei Katastrophen wie Brand oder Hochwasser einen Totalverlust vermeiden zu können. Grundsätzlich sind für die Dokumentation sämtliche Datenträger zulässig, sofern die Daten nicht nachträglich verändert werden können und während der Aufbewahrungsfrist stets verfügbar und lesbar sind. Der Gesetzgeber gibt das Speichermedium (schriftlich, elektronisch, Mikroverfilmung) nicht vor, sondern legt die Aufbewahrungsfristen fest. Die MPBetreibV beschreibt z. B. solche Fristen. Wie bereits erwähnt, legt das BGB im § 199 die Verjährungsfrist für Schadensersatzansprüche auf 30 Jahre fest.

In der KRINKO-Empfehlung wird eine Dokumentationspflicht der Chargen mit einem Zeitraum von mindestens 5 Jahren gefordert. Das beauftragte Prüflabor archiviert die Validierungsberichte gemäß DIN EN ISO 17025 über einen Zeitraum von mindestens 10 Jahren.

Eine Dokumentation muss den Mindestansprüchen eines Dokuments entsprechen, sich dabei auf das Wesentliche beschränken und dennoch vollständig sein. Alle Dokumente müssen lückenlos bzw. belegbar (keine Buchung ohne Beleg!) vorliegen.

Ein Dokument (lat. documentum, Beweis, Schriftstück, Urkunde) dient in letzter Konsequenz bei gerichtlichen Auseinandersetzungen als Absicherung für den Betreiber und die Verantwortlichen der AEMP, eine sachgerechte Sterilisation durchgeführt zu haben.

MERKE

KRINKO: Die Ergebnisse sind so zu dokumentieren, dass eine Rückverfolgbarkeit auf die jeweilige Charge bei Medizinprodukten der Gruppen kritisch A, B und C gewährleistet ist.

Zur alltäglichen Dokumentation kann man auch die Verwendung von Farbcodierungen im Arbeitsalltag rechnen, um Routen und Verfahrensabläufe besser kenntlich zu machen und die Produktion sterilisierter Medizinprodukte zu strukturieren, sodass es gar nicht erst zu gerichtlichen Fragestellungen kommen kann.

KAPITEL

5 Transport und Lagerung

5.1 Transport (Definition und Festlegung)

Da eine AEMP oder ZSVA meist eine zentral liegende Abteilung ist, müssen entfernt liegende (Funktions-)Abteilungen, OP-Abteilungen und Ambulanzzentren über verschiedene Transportsysteme mit Steril- und Desinfektionsgut versorgt werden. Innerhalb eines großen Hauses kann dies mit automatisierter Beförderungstechnik (sog. AWT-Anlagen, automatischer Wagentransport, ➤ Abb. 5.1) geschehen. Besonders große Einrichtungen haben meist in Untergeschossen einen regelrechten Bahnhof mit Zugmaschinen und vielen Transportanhängern, die durch einen Wagenführer gesteuert werden müssen und so auch über Verbindungsgänge mehrere Häuser beliefern können.

Vorsicht

Transportsicherung nicht vergessen!

Liegt der Zentral-OP-Saal direkt neben einer AEMP/ZSVA, kann die Versorgung direkt über gemeinsam verwaltete Steril(isier)gutlager bzw. Entnahmeschränke (verschließbare Türen auf beiden Seiten) geschehen. Auf eine hygienische Trennung ist jedoch zu achten und der Personenverkehr sollte sich auf die jeweiligen Abteilungen beschränken. AEMP/ZSVA und Zentral-OP-Saal sind zwei voneinander (z. B. lüftungstechnisch) getrennte und abgeschlossene Abteilungen (separate Material- und Personalschleusen).

Bei Transporten außerhalb des Hauses müssen die gleichen sicheren hygienischen Regeln gelten wie innerhalb eines Hauses. Vor-Ort-Überprüfungen und Messungen während des Transports (Datenlogger) können Rückschlüsse auf Temperatur und Luftfeuchtigkeit geben, die es erforderlich machen können, geeignete Bedingungen (z. B. Standheizung, Klimatisierung im Innenraum bzw. Kälte-Wärme-Isolationsmaßnahmen) zu schaffen. Transportsicherungen dürfen keinesfalls vergessen werden.

PRAXISTIPP

Eigene Untersuchungen bei Außer-Haus-Transporten haben gezeigt, dass auch bei großen Temperaturunterschieden im Winterhalbjahr keine nennenswerten Temperaturschwankungen innerhalb

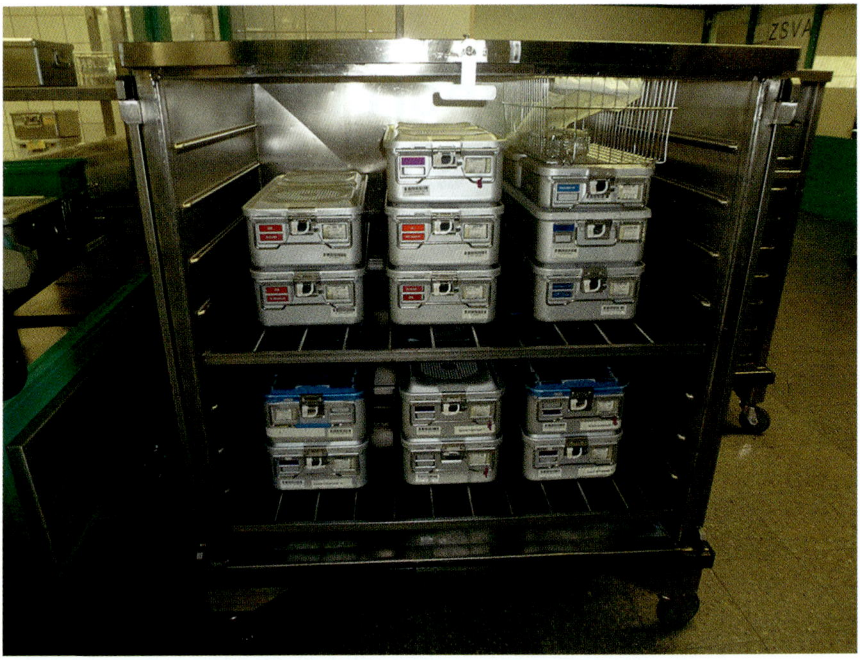

Abb. 5.1 AWT-Wagen mit Sterilcontainern für internen Transport über AWT-Anlage [P1291]

des geschlossenen Transportwagens und im Inneren des Sterilgutcontainers gemessen wurden, die zu einer Kondensation der Luftfeuchtigkeit hätten führen können (diese lagen deutlich unter den Messwerten, die bei der Routinewischdesinfektion nach einer OP durchgeführt wurde).

MERKE

KRINKO: Transport und Lagerung dürfen die Eigenschaften des aufbereiteten Medizinprodukts nicht nachteilig beeinflussen.

5.2 Lagerung (Dauer, Bedingungen)

Die Lagerung muss ebenso geschützt und sauber erfolgen. Eine geschlossene, geschützte Lagerung soll die Staubentstehung auf den Verpackungen reduzieren. Der Staub als Vehikel für mikrobielle Kontaminanten ist im Zusammenhang mit Temperaturschwankungen der limitierende Faktor bei der Lagerung. Auch bei optimalen, vor Staub, Licht, Feuchtigkeit, Hitze, Kälte, Sonnenlicht (Ozon, UV) und Ungeziefer (z. B. Kakerlaken, Schimmelpilz) geschützten Bedingungen lagert sich durch das Öffnen der Tür im staubdichten Schrank während der Lagerzeit Staub ab. Deshalb sollte auch bei geschützter Lagerung die Lagerzeit nach DIN EN 58953 auf 6 Monate beschränkt sein. Natürlich können die Lagerzeiten durch hauseigene (valide), z. B. mikrobiologische, Überprüfungen bei optimalen Bedingungen erhöht werden. Beim Einsatz von Staubschutzhüllen nach der Sterilisation kann die Lagerfrist auf bis zu 5 Jahre erweitert werden.

MERKE

Staub als Träger kann immer Bakterien, Viren und Pilze sowie Bakterien- oder Pilzsporen enthalten. Beim Öffnen der Sterilverpackung kann ein derartiges Partikel durch Luftturbulenzen sehr leicht in das Innere der Verpackung und somit auf das Sterilgut gelangen und dieses kontaminieren, also unsteril machen. Solange eine unversehrte Sterilgutverpackung nicht geöffnet wurde, kann das Sterilgut bei geeigneten Lagerungsbedingungen (staubgeschützt, konstante Temperatur) auch jahrelang steril bleiben. Jedoch kontaminiert sich die Außenseite jeglicher Verpackungssysteme mit der Zeit, obwohl auch die Außenseite stets keimarm bleiben sollte. Aus diesem Grund gibt es u. a. sog. Zweifachverpackungen, die von der unsterilen Person (Springer) komplett geöffnet werden müssen, damit die steril angezogene Person (Instrumentierende/r) nur in die Innenseite der Innenverpackung greifen muss. Ein Öffnen mittels Durchspießen des Instruments durch die Papierseite (wie bei Spritzen und Kanülen leider üblich) erhöht die Gefahr der Rekontamination und muss unterbunden werden (stattdessen Auf- und Auseinanderziehen).

Bei der Lagerung von industriell erzeugter, steriler (Einweg-)Ware muss darauf geachtet werden, dass die Transport-Versandverpackung vor der Übernahme in ein Sterilgutlager bzw. an der Materialschleuse entfernt wird. Dies kann auch die Schrumpffolie sein. Häufig ist die Umverpackung (Karton) als Lagerverpackung gedacht und sollte deshalb nicht entfernt werden (Beispiel: Umverpackung von sterilen OP-Handschuhen).

Bei Reinraumbedingungen (RLT-Anlage der Raumklasse IA nach DIN1946-4) können z. B. Sterilgutcontainer auch offen in Regalen, mit Mindestabstand zum Boden von 30 cm, gelagert werden. Ansonsten sind offen gelagerte Medizinprodukte für den unmittelbaren Gebrauch gedacht, nach 48 Stunden unsteril und nicht mehr lagerfähig (DIN 58953, Teile 1 bis 9).

Vorsicht

Eine intakte Sterilbarriere ist für die Asepsis unverzichtbar. Sie muss organisiert und aufmerksam kontrolliert werden.

Literatur

Amann B, Krüger S. Langzeittest zur Lagerung semikritischer Medizinprodukte. Internationales FORUM Medizinprodukte & Prozesse – Schriftenreihe 2016, Band 28. S. 16–20.

Bundesministerium der Justiz. SGB V. https://www.gesetze-im-internet.de/sgb_5/ (letzter Zugriff 10.10.2024).

Bundesministerium der Justiz. Verordnung über das Errichten, Betreiben und Anwenden von Medizinprodukten (MPBetreibV). https://www.gesetze-im-Internet.de/mpbetreibv/ (letzter Zugriff 10.10.2024).

Bundesministerium der Justiz. Verordnung über Sicherheit und Gesundheitsschutz bei Tätigkeiten mit Biologischen Arbeitsstoffen (BioStoffV). https://www.gesetze-im-Internet.de/biostoffv_2013/ (letzter Zugriff 10.10.2024).

G-BA. Beschluss des Gemeinsamen Bundesausschusses über eine Änderung der Vereinbarung des Gemeinsamen Bundesausschusses gemäß § 137 Abs. 1 Satz 3 Nr. 1 SGB V über die grundsätzlichen Anforderungen an ein einrichtungsinternes Qualitätsmanagement für nach § 108 SGB V zugelassene Krankenhäuser: Umsetzung des §137 Abs.1d Satz1 SGBV vom 23. Januar 2014.

Deming WE. Out of the Crisis. Cambridge: Massachusetts Institute of Technology; 1982. 88.

Fengler TW. Medizin-Promotion „Qualität von Instrumentarium der laparoskopischen Chirurgie". Shaker Verlag 1/1996, S. 38–39.

Fengler TW. Doktorarbeit, 2006. www.cleanical.de/publikationen-medien-cleanical.html (letzter Zugriff: 13.12.2022).

Fengler TW (Hrsg.). „20 Jahre – von der Reinigung zum Risikomanagement" .FORUM Medizinprodukte & Prozesse, Jubiläumsband 33.

Kramer A, Assadian O, Exner M, Hübner N-O, Simon A, Scheithauer S, (Hrsg.). Krankenhaus- und Praxixhygiene. 2022; Elsevier Urban & Fischer. München.

Reason J. Human error: models and management. BMJ 2000 Mar 18; 320(7237): 768–770.

Robert Koch-Institut (RKI). Anforderungen an die Hygiene bei der Aufbereitung von Medizinprodukten Empfehlung der Kommission für Krankenhaushygiene und Infektions prävention (KRINKO) beim Robert Koch-Institut (RKI) und des Bundesinstitutes für Arzneimittel und Medizinprodukte (BfArM). Bundesgesundheitsbl 2012; 55:1244–1310 2012. www.rki.de/DE/Content/Infekt/Krankenhaushygiene/Kommission/Downloads/Medprod_Rili_2012.html (letzter Zugriff: 10.10.2024).

Rust U. Der Sinner'sche Kreis: Basis einer erfolgreichen Reinigung und Desinfektion. Zeitschrift Getränkeindustrie 11/2004.

EU. Verordnung (EU) 2017/745 des Europäischen Parlaments und des Rates vom 5 . April 2017 über Medizinprodukte, zur Änderung der Richtlinie 2001/83/EG, der Verordnung (EG) Nr. 178/2002 und der Verordnung (EG) Nr. 1223/2009 und zur Aufhebung der Richtlinien 90/385/EWG und 93/42/EWG des Rates. Amtsblatt der Europäischen Union, L117, 5.5.2017.

Wilder J, Roth K. Cleaning of Instruments – an absolute Requirement for Successful Re processing. Biomed Instrum Technol AAMI 2012 Spring Suppl 69–72

Register

Mehr dazu bei Elsevier – Hygiene

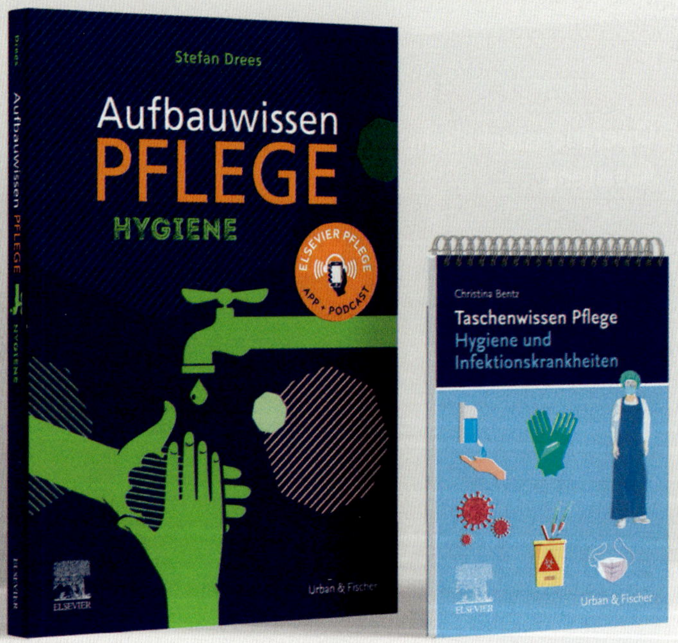

Mehr dazu bei Elsevier – Hygiene

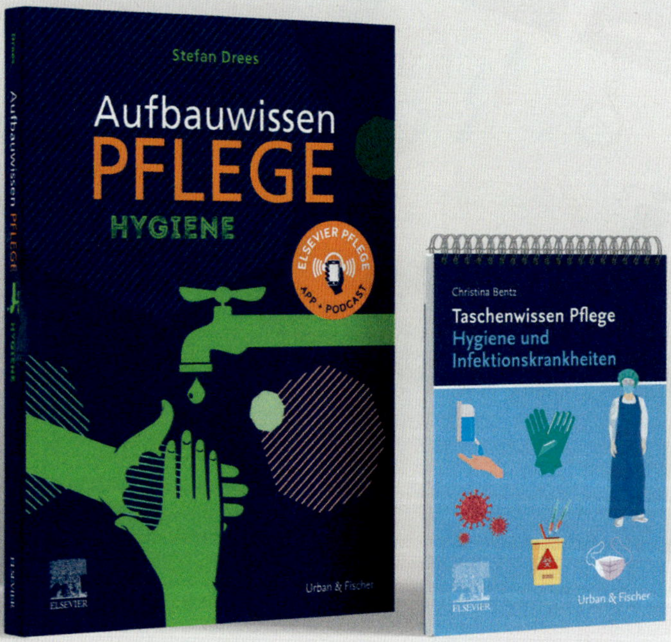

Melden Sie sich für unseren Newsletter an unter www.elsevier.de/newsletter

20250110g3 Irrtümer vorbehalten. Stand 01/2025

ELSEVIER

Diese und viele weitere Titel sowie die aktuellen Preise finden Sie in Ihrer Buchhandlung vor Ort und unter **shop.elsevier.de**

Notizen

Notizen

Notizen

Notizen